KB143182

라이트 박사의 **마흔 이후의 피트니스**

뉴요커들의 인기 운동 컨설턴트
정형외과 의사 본다 라이트의 중년 맞춤 운동법

FITNESS AFTER

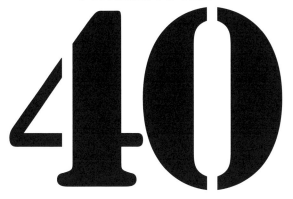

라이트 박사의
마흔 이후의 피트니스

본다 라이트
Vonda Wright, M.D.
with Ruth Winter

이두영·이덕임 옮김

에쎄

당신의 생각에 확신을 가져라.
당신이 생각하는 삶을 살아라.

– 헨리 데이비드 소로

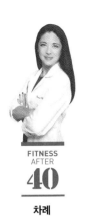

FITNESS
AFTER
40

차례

내가 바라는 것은 사람들이 나이가 들어가는 과정을 변화시키는 것이다. 나이 들면 젊을 때보다 활기가 감소한다는 근거 없는 믿음이 상당히 많이 퍼져 있다. 이는 결코 사실이 아니다. 노화의 30퍼센트만이 유전적 요인에 의해 결정된다.

이 책의 초판은 노화과정에 능동적으로 대처하는 법으로 전국적인 반향을 일으켰다.

이번 개정판에는 최신 과학과 운동 트렌드를 최대한 많이 추가했다.

- 가장 최근에 업데이트 된 부분은 '노화의 과학science of aging'이다. 우리는 젊음의 원천을 발견했다.
- 몸을 튼튼하게 하고 뇌기능을 강화하는 법을 포함한 최상의 건강 유지 비결을 연령대별로 설명했다.

- 전신운동을 체계적으로 하는 데 도움을 주는 26가지 부하 운동을 그림을 곁들여 단계별로 설명했다.
- 20분 '부위별' 운동. 각 운동은 5가지 저항 운동으로 이루어져 있고 20분간 하나의 신체 부위를 강하게 단련함으로써 운동 효과를 최대화한다.
- 마흔 이후에 가장 일반적으로 당하는 네 가지 부상과 통증의 원인을 밝히고, 이를 예방하거나 최소화하는 운동을 그림으로 설명했다.
- 마흔 이후 해야 할 F.A.C.E. 운동(유연성 운동, 유산소 운동, 중량 운동, 균형 운동)의 양을 매일 체계적으로 늘려나가는 6주 프로그램을 추가했다.
- 20분 운동 9가지를 위한 시트를 특별히 추가했다. 각 시트는 1세트에 포함된 다섯 가지 저항 운동을 쉽게 참조할 수 있도록 만들어졌다. 이 부분은 복사해 벽에 붙여놓거나 스마트폰에 올려놓고 사용할 수 있으며, 문자 그대로 다음 단계를 위한 '피트니스 입문 운동Fitness to Go' 개념을 도입했다.
- 인체에 항염증 환경을 조성함으로써 노화과정에서 나타나는 통증과 고통을 최소화할 수 있는 과학 기반의 영양 섭취법을 다룬 장을 추가했다. 또한 다량영양소, 미량영양소, 보조제 그리고 채식주의자를 위한 영양 섭취에 대하여 초판보다 훨씬 광범위하게 다루었다. 무엇을 먹느냐에 따라 기분이 달라진다.

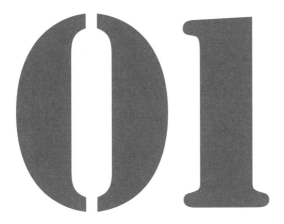

01

운동을 시작하기 전
반드시 알아야 할 것들

지금의 성인 운동층AOEs(Adult-Onset Exercisers)은 나이 들어가는 과정에 대한 인식 자체를 바꾸고 있다. 그들은 외적 젊음에 만족하지 않고 운동을 통한 내적 젊음을 추구한다. 경쟁을 통해 운동 수준을 높이고 있는 이들은 정신적으로나 육체적으로나 운동을 게을리 하는 사람들보다 더 건강하다. 성인 운동층은 눈에 띄게 증가하는 추세다.

나는 29년간 일반 환자와 운동선수를 나이와 상황에 맞게 치료해왔다. 아무리 공개적인 모욕(이런 장면은 주로 TV에서 볼 수 있다)을 당하는 상황이 생겨도 사람들은 자신의 생활방식이나 습관을 바꾸지 않는다. 사람들은 변화가 가치 있다고 판단했을 때만 자신을 바꾸기 위한 행동을 시작한다.

주변에 신경쓰다보면 이런 결정이 어려워진다. 하지만 자신이 소중하다면 빨리 결정을 내리는 게 좋다.

당신은 건강하다!

당신이 이 책을 펼쳤다는 것은 적어도 건강하다는 것이 무엇인지를 한번쯤은 생각해봤다는 뜻이다. 더이상은 계단을 오르며 헐떡거리거나 저질 체력을 원망하지 말자. 운동을 시작하면 곧 힘이 넘치고 꿈

꾸던 일을 시작할 수 있는 의욕이 샘솟게 될 것이다. 운동은 건강하고 멋진 외모까지 덤으로 얻게 해준다.

나를 정형외과 의사 가운을 입은 또 다른 운동 전도사에 불과하다고 여기기 전에, 내가 건강한 삶의 장애물들을 잘 알고 있다는 사실을 알아주길 바란다. 매일 나는 병원에서 환자들과 상담하면서 이들이 피트니스에 몰입할 수 없는 수십 가지의 변명을 접한다.

"우리 집 개가 운동화를 먹어치워서요……"

당신이 어떤 변명을 늘어놓든 활기찬 노년을 위해 지금 시간을 투자하지 않으면, 미래에는 질병과 싸우느라 시간을 더 많이 낭비할 것이다. 그러므로 당장 피트니스에 방해가 되는 것들을 치워버려야 한다. 가장 흔한 세 가지는 눕는 습관, 부상, 관절염이다.

운동의 방해물

지나치게 달콤한 것은 당신의 목숨을 위협한다. 미국의 한 저명한 생리학자는 몸을 움직이지 않는 것은 심각하게 건강을 위협하고 향후 10년 동안 미국 국민 250만 명 이상에게 조기 장애와 사망을 초래할 것이라고 지적했다. 당뇨, 고혈압, 심장병, 뇌졸중 등을 포함한 35가지의 일반적 질병은 운동을 하지 않으면 증세가 더 악화된다. 게다가 하루에 두 시간 이상 TV를 보는 여성의 경우 그렇지 않은 여성과 비교하면 비만이 될 확률이 23퍼센트나 높다.

운동을 방해하는 또 다른 요소는 부상과 관절염이다. 당장 아프지 않다고 우습게 여길 문제가 아니다. 한번 부상을 당해보라. 내 말이 무섭도록 실감날 것이다. 나이가 들수록 한번 다치면 잘 낫지 않는다.

다친 곳은 또 갈수록 무력해진다. 나는 사람들이 부상을 치료할 뿐만 아니라, 부상을 예방하고 관절염의 고통을 극복할 수 있는 방법을 연구하고 있다. 다음 장에서 그 정보를 소개하고자 한다.

이 책은 승리감을 일깨우는 것에 대해서도 말한다. 흔히 우리가 받아들이는 일반적인 노화 현상은 자연 현상이라기보다는 앉아서 지내는 생활 방식에서 나온 결과다. 나이가 든다고 모두 육신이 악화되는 것은 아니다. 변화는 어쩔 수 없지만, 나이가 든다고 젊을 때의 활력과 에너지를 느끼지 못하는 몸이 돼버리는 것은 아니다.

시니어 올림픽에 대한 연구와 피츠버그대 스포츠의학센터의 프리마 PRIMA: Performance and Research Initiative for Masters Athletes 프로그램(아마추어를 위한 운동력 향상 프로그램)의 책임자로서 말하자면, 당신에겐 아직 최고의 시절이 오지 않았다. 이 책의 초판이 나온 이후부터 5년 동안 수백 명의 카우치 포테이토(하루 종일 소파에 누워 텔레비전을 보며 포테이도칩을 먹는 사람)가 박차고 일어나 5킬로미터 걷기/달리기 경기를 완주하기 위해 12주 운동 프로그램에 참여했다. 주 2회 훈련에 참여하면서 이들은 책에 실린 정보를 제공받았다. 또한 일주일에 2~3번은 개별적으로 운동하면서 체력을 다졌다. 그들이 5킬로미터 레이스를 완주해 각각의 연령대에 맞춰 메달을 목에 걸며 자신의 변화된 삶에 대해 말하는 것을 듣고는 기쁨을 감출 수 없었다. 이들 중 다수는 진정한 러너가 되었을 뿐만 아니라 건강 상태를 최고로 유지하기 위해 스스로 계속 움직이고 있다.

좋은 소식과 나쁜 소식

좋은 소식과 나쁜 소식이 있다. 좋은 소식은 운동을 통해 젊음을 유지하려는 중년층이 점점 증가하고 있다는 것이다. 피부에 부착하는 온열 팩을 생산하는 써마케어에서 중년층을 대상으로 설문조사를 했다. 아래는 그 결과다.

- 응답자 중 40퍼센트는 20대 때보다 더 건강하고 활력 넘치는 삶을 살고 있다고 답했다.
- 응답자 중 67퍼센트는 자신의 실제 연령보다 11살은 더 젊다고 느낀다고 답했다.
- 응답자 중 57퍼센트는 자신의 나이였을 때의 부모님보다 훨씬 더 젊게 살고 있다고 답했다.
- 응답자 중 33퍼센트는 적어도 한 가지 이상의 스포츠 종목에서 자녀들보다 뛰어나다고 자부했다.

설문조사에 응한 이들은 최근에 운동을 시작한 사람들이거나 계속 운동을 해온 사람들이었다.

나쁜 소식이란 나이가 들면서 신체가 변화하고 그로 인해 부상의 위험이 커진다는 점이다. 사람들이 운동을 그만두는 첫 번째 이유가 부상 때문이고, 이것은 또한 사람들이 감기 다음으로 병원을 많이 찾는 이유이기도 하다.

- 응답자 중 67퍼센트는 매주 한 번은 근육통이나 관절통에 시달린다고 답했다.

- 응답자 중 73퍼센트는 운동을 하는 데 있어서 근육통과 관절염으로 인한 괴로움이 크다고 답했다.
- 응답자 중 69퍼센트는 운동하기 위해 고통을 감내할 용의가 있다고 답했다.

이 책의 목표는 고통을 안겨줄 뿐 아니라 운동을 할 수도 없게 만드는 부상을 피하면서 최대한 운동의 효과를 누릴 수 있도록 당신을 돕는 것이다. 거기엔 운동하다가 다칠 경우 더 악화되지 않고 잘 회복되는 방법도 포함된다.

두 명의 마스터스 운동선수 이야기

시니어올림픽을 관람하기 시작한 이래 나는 78세의 클리프 에깅크를 만나 큰 영감을 얻었다.

"61세가 되어서야 난 건강해지기 위한 노력을 시작했죠. 그리고 약을 끊고 카우치 포테이토 신세에서 벗어났지요. 그런 후엔 모든 것이 나아졌어요. 하지만 나 자신을 밀어붙여야 했죠"라고 그는 말한다. 2005년 68세의 나이로 클리프는 애리조나 철인 3종 경기에 최고령 선수로 참가했다. 철인 3종 경기란 수영 4킬로미터와 사이클링 180킬로미터, 달리기 42킬로미터가 연속으로 이어지는 경기다. 클리프는 운동선수로서 많은 이에게 영감을 주고 있다.

마음과 신체 모두 최상을 유지하기 위해 노력하는 나의 아버지도 그런 부류에 속한다. 고등학교 교장에서 은퇴하고 사업을 하다 지금은 개인 트레이너로 일하고 있는 나의 아버지 진 라이트는 말한다.

나는 평생 운동을 했으며 달리기를 좋아한다. 특히나 달리기 대회에 참가하는 것을 좋아한다. 5킬로미터 달리기, 10킬로미터 달리기, 하프 마라톤, 마라톤 대회에 참가했다. 나는 즐거운 마음으로 지금도 달리고 있다.

60년간 달리면서 어떤 변화를 느꼈다. 즉 달리기 효과가 서서히 줄어들고, 힘이 들며 중간에 자주 멈추게 된다는 사실 말이다. 보폭은 짧아졌고 속도도 거의 두 배로 느려졌다. 달리기 만족도를 1에서 10까지 분류했을 때 8~10이었던 것이 3~5로 줄었다. 코스 거리가 얼마든 간에 개인기록을 단축한다는 것은 불가능해졌다.

65세가 되자 나는 다소 정신을 차리고는 이렇게 말했다. "헤이, 친구! 계속 달리고 싶으면 많은 것을 바꿔야 돼." 그 후 몇 년간 정신적으로나 육체적으로나 많은 변화를 일궈냈다. 이는 빠른 시간 내에 이루어지는 것도 아니고 쉽게 이루어지는 것도 아니었다.

예전에 했던 운동은 가능한 한 매일 달리는 것이었다. 수십 년간 나는 매주 50~100킬로미터를 달렸다. 그리고 2주에 한 번 꼴로 달리기 대회에 참가했다. 내 좌우명은 "달려라! 그리고 뒤를 돌아보지 마라!"였다. 나는 달리기에만 전념했다. 그러면서 부상이 점점 더 잦아지고 달리는 횟수는 줄어들고 자주 몸 상태가 나빠지게 되었다. 그리고 회복하는 시간이 점점 더 길어졌다.

운동을 더 열심히, 더 강도 높게 지속하려는 생각은 틀린 것이었다. 40대에 접어들어서도 이런 방식으로 운동을 했지만, 이는 효과적인 방법이 아니었다. 보다 현명한 방법을 택해야만 했다.

65세가 되자 나는 계획을 다시 짜기 시작했다. 핵심은 1주일에 5~6일만 운동하고 나머지 날은 쉰다는 것. 65세 이후 거의 10년간 내 운동프로그램은 신중하게 여러 번 바뀌었다. 나는 전신 운동에 집중했다. 달리기는 비록 지금도 내가 가장 좋아하는 운동이지만, 1주일 단위 운동에서 한 부분일 뿐이다.

이 10년 동안 나는 운동하기 전 최소 10분간 전신 다이내믹 웜업 dynamic warm-up을 했다. 이 준비운동은 즐거운 마음으로 다음 운동을 준비하는 과정이다. 1주일에 4일을 5킬로미터 걷기/조깅/달리기를 하면서 이 준비운동을 했다. 어떤 때는 크로스 트레이닝으로 준비운동을 대신하기도 했다. 또한 1주일에 하루는 휴식만 취했다. 필요하다면 하루 이상을 쉬었다. 그리고 운동이 끝날 때마다 최소 10분간 정리 운동을 했다. 정리 운동에는 걷기, 정적 스트레칭, 폼 롤링foam rolling 등이 있다. 이런 방법으로 운동 능력을 높이고 운동하면서 즐거움을 느낄 수 있다는 사실을 깨달았다.

내 운동 방법은 변했다. 이 방법은 성과를 보기에는 너무 어려웠다. 오래된 습관은 잘 바뀌지 않는다. 나는 이기는 것을 좋아한다. 내 나이 그룹 경기에서 승리하기를 여전히 바라고 있다. 70~74세 그룹 참가자가 보스턴 마라톤 대회에 참가하기 위해서는 마라톤 코스를 4시간 30분 안에 주파해야 한다는 사실 또한 알고 있다.

보다 새롭고 효과적인 방법이 있으면, 나는 기존의 훈련방식이나 달리기를 그만두었다. 무슨 이유에서인지는 모르겠지만, 왼쪽 엉덩이뼈에 무혈관성 괴사가 나타났다. 걸을 때도 불편함을 많이 느꼈다. 더구나 조깅은 생각도 못했다. 운동을 하면서 느끼는 즐거움이 사라져버렸다.

그리고 73세가 되던 해인 2013년 6월 5일, 나는 엉덩이뼈 전체를 들어내고 그곳에 강철을 넣는 큰 수술을 받았다. 다행히도 결과는 좋았다. 엉덩이 관절 통증이 사라지면서 움직임이 자유로워졌고 운동 능력 또한 원상태로 돌아왔다. 수술 두 달 뒤 나는 피츠버그 리버티 마일Liberty Mile '달리기' 대회에 참가했고, 한 달 뒤에는 역시 피츠버그에서 열린 5킬로미터 달리기 대회에 참가했다. 모두 완주했다. 물론 리버티 마일 대회 기록은 15분이 넘었고 5킬로미터 달리기 대회에서의 기록은 47분으로 저조했지만 완주했다는 사실이 중요하다. 이때의 느낌은 정말 대단한 것이었다.

1년에 걸친 재활치료와 고된 훈련 덕분에 지금은 5킬로미터 정도를 편안히 달릴 수 있게 됐다. 정말 좋은 일이 아닐 수 없다. 정신적 변화는 육체적 변화만큼이나 급격하게 나타난다. 기록은 내게 더 이상 중요하지 않으며, 목표도 아니다. 중요한 것은 내가 했던 모든 것을 다시 할 수 있게 됐다는 것이다.

클리프와 진은 예외적인 경우가 아니다. 이들은 운동으로 체력을 향상할 수 있다는 것을 보여준다. 이들은 노화에 관한 생각과 인식을 바꾸는 데 일조하고 있다. 이들은 전 세대와는 다른 방식으로 노년을 보내고 있으며, 20대 때만큼 건강할 뿐 아니라 젊음을 유지하기 위한 노력을 아끼지 않는다.

이 모든 것은 당신의 것이다

정형외과나 다른 스포츠의학 분야의 전문가들은 청소년, 대학 운동선수들을 비롯해 전문 운동선수들을 치료하는 데 많은 관심을 기울여왔다. 반면 40세 이상의 운동층에 대해서는 거의 무시해온 것이 사실이다. 이 역동적인 중장년층에 대해 알면 알수록 나는 이들에겐 다른 케어가 필요하다는 것을 발견했다. 다시 말해 40세 이후라면 다른 방법으로 신체 단련을 해야 한다는 것이다.

마음은 아직 스물다섯이라 할지라도 몸은 그때와는 다르게 반응할 뿐 아니라 부상에서 회복하는 속도도 느리다. 나이가 들었다는 것은 어떤 면에서는 수영이나 달리기처럼 지구력을 요구하는 스포츠가 장점으로 작용할 수 있다. 나이가 들어 시간이나 경제적인 여유가 있는 이들은 젊은 사람들에 비해 오히려 운동하기에 더 좋은 여건을 가지고 있을 수 있다.

체력 단련 프로그램에서 피트니스는 한 가지 방식을 고집하지 않는다. 적절한 원칙과 개인적인 조건에 맞게 운동 방식을 결정하는 것이 좋다. 이 책에서 설명한 기술을 활용한다면 더 건강해지고 더 튼튼해질 수 있을 것이다.

2장에서는 40세 이후에 신체 단련을 어떻게 해야 하는지 설명한다.

3장에서는 각 10년에 맞는 특별한 건강법과 운동법 그리고 현재(그리고 미래) 여러분의 건강을 최대화하기 위해 어떻게 해야 할지를 설명한다.

4장에서는 신체능력을 강화하면 어떻게 뇌 기능이 좋아지고 그럼으로써 어떻게 행복감을 느끼게 되는지를 설명한다.

5~9장에서는 F.A.C.E. 운동에 대해 설명할 것이다. 유연성 운동 Flexibility, 유산소 운동Aerobic exercise, 근력 운동Carry a Load, 균형 운동 Equilibrium/Balance의 머리글자다. 어떤 운동을 해야 할지, 신체 단련, 부상 방지, 운동성과를 내는 방법을 소개한다.

10장에서는 20분 부위별 운동 9가지에 대해 설명한다. 이 운동 각각은 신체 한 부분을 단련하기 위한 것이다. 그리고 이 운동을 20분에서 40분 혹은 60분으로 늘려서 매일 실시하는 방법과 6주 운동프로그램에 포함시키는 방법을 설명한다.

신체 부위의 손상과 부상 등을 극복하기 위한 방법은 책의 뒷부분에 나온다. 또한 목표 달성을 위한 기본적인 영양 섭취, 실제적인 목표 설정, 확고한 마음가짐에 대해 설명한다. 건강 전문가의 조언에 따른 훌륭한 정보를 얻을 수 있다.

02

노화에 대한
새로운 과학

이 장에서는 운동을 할 때 신체에 나타날 수 있는 변화를 요약해서 설명한다.

나이가 든다는 것이 본질적으로 어쩔 수 없이 활력이 줄어든다는 것을 의미하는 것은 아니다. 이런 생각은 사실 근거가 없다. 그렇다면 사람들은 왜 이런 근거 없는 생각을 하고 있는가? 예전만큼 운동을 열심히 하지 않기 때문이다. 스포츠 저널리스트 존 행크는 『베스트 라이프』에서 이에 관해 말하고 있다.

21세기의 주말 전사들weekend warriors은 영화 「벤자민 버튼의 시간은 거꾸로 간다」를 현실로 옮겨놓은 듯하다. 이들은 과학적 훈련, 체계적 식이요법, 발전된 스포츠 의학 덕분에 만고불변의 생물학적 법칙을 바꾸고 있는 중이며, 노화 과정을 역전시키거나 최소한 노화과정과 싸우고 있다. 지금 40대는 30대의 건강을 되찾기 위해 노력하고 있는 중이다. 이런 내용 뒤에 숨어있는 진실은 고무적이기도 하지만 복잡하기도 하다. 전체적인 면에서 보면 운동 능력은 나이가 들면서 확연히 줄어든다. 하지만 나이가 들어서 운동을 시작한 사람들의 운동 능력은 매우 뛰어나다.

임상의로서 그리고 의학연구자로서 나는 진심으로 우리 몸의 능력을 알아보고 싶었다. 그래서 나는 운동을 함으로써 우리는 몸을 유지할 수 있고, 문자 그대로 사람들의 생명을 빨아먹는 비활동적 사망 증후군Sedentary Death Syndrome에 포함된 33가지 만성질환보다 더 범위가 넓은 비활동적 생활의 악영향을 피할 수 있다는 사실을 증명하는 일을 시작했다. 나는 매일 운동하는 이들을 연구하기 시작했다. 이들을 연구하면 비활동적 생활 요소를 제거할 수 있을 뿐만 아니라 40세 이후 우리의 몸이 어떤 것을 할 수 있는지를 정확히 알 수도 있다.

나이가 들면 몸이 허약해지는 것은 당연할까?

어찌 보면 우리 몸의 세포는 영원하고 나이를 먹지 않는다고 할 수 있다. 세포는 분열과 재생 능력을 갖추고 있기 때문이다. 하지만 나이가 들수록 재생 능력이 떨어져 세포조직은 더 뻣뻣해지고 활동력이 저하된다. 인간이나 곤충이나 할 것 없이 나이가 들면서 허약해지는 것은 자연스러운 현상이다. 그런데 운동을 하지 않아서 생긴 운동 능력 감퇴 현상과 생물학적 노화 현상은 어떻게 다를까? 다른 건강 요인과는 상관없이 우리의 육체는 생물학적으로 쇠퇴할 수밖에 없는 것일까?

　노화가 얼마나 빨리 진행되는지에 대한 답을 얻기 위해서는 시니어 올림픽 출전 선수들과 같은 건강한 근육과 골격을 갖춘 노인들을 살펴볼 필요가 있다. 이들은 평생 활발한 신체 기능과 건강을 누려온 사람들이며 사용하지 않아 녹슨 신체 부위 없이 순수하게 생물학적으로 노화되는 상태를 보여주는 최적의 모델이라 할 수 있다.

　여기서 다시 한 번 질문을 해보자. 어떤 종류의 육체적 쇠퇴를 피할 수 없는 생물학적 결과라고 볼 것인가? 이에 대한 대답을 찾기 위해 나는 2001년 전국 하계 시니어 게임에 출전한 50세에서 85세 사이의 육상 선수들을 분석해보았다.[1] 예상대로 나이가 들면서 100미터에서 1만 미터에 이르는 모든 달리기 종목에서 기록은 느려졌다. 이처럼 경주 기록이 75세가 될 때까지는 천천히 느려지다가 그 이후로는 모든 종목에서 급격히 느려지는 양상을 보였다.

50세에서 75세까지는 지난해와 비교해 평균 2퍼센트 정도 기록이 느려졌다. 또한 75세 전까지는 나이에 따라 경기 능력에 큰 차이를 보이지 않았다. 하지만 75세 이상이 되면 해마다 경기 능력이 거의 8퍼센트나 저하되었다.(그래프 참조)

이러한 결과는 인간이 질병과 비활동성이라는 변수만 없다면 적어도 75세까지는 대체로 활발한 신체 기능을 유지할 수 있다는 사실을 보여준다. 따라서 75세 이전에 신체의 독립적인 활동력을 잃는 경우는 질병, 신체적 활동의 부재, 유전적 소인이나 유해한 생활 습관 때문이라고 할 수 있다.

수영, 철인 3종 경기, 사이클링, 중량 운동 또한 지속적으로 하면

나이에 따른 경기 능력 변화

출처: 본다 J. 라이트, 브렛 C. 페리셸리, 「전문 시니어 운동선수의 연령대에 따른 경기 능력 감퇴」, 「미국 스포츠의학 저널」, 36(3), 2008.

운동 능력을 유지할 수 있다. 운동생리학을 연구하는 히로부미 다나카와 더글러스 실즈는 평생 수영을 했을 때 나타나는 최고 운동 능력에 관한 논문들을 발표해왔다.[2] 이들은 장거리(1500미터)와 단거리(50미터) 경주에서의 최고 운동 능력을 비교해 40대와 70대의 차이가 실로 미미하다는 사실을 밝혀냈다. 하지만 70세가 넘으면 수영 운동 능력이 급격하게 줄어들었는데, 이는 내가 달리기를 하는 사람들에게서 관찰한 것과 같은 현상이었다.

또한 다나카와 실즈는 운동 능력이 나이에 따라 어떻게 나타나는지를 실험하면서 수영과 달리기를 비교 연구했다. 양쪽 집단 모두 70세 이전까지는 운동 능력이 완만한 감소세를 보이는 반면, 달리기 능력은 나이가 들어가면서 30퍼센트 이상 감소했다. 이는 운동 능력이 생리기능과 운동방법뿐만 아니라 운동 종류에 따라 달라진다는 것을 의미한다.

철인 3종 경기를 하는 사람들의 수는 폭발적으로 증가하고 있다. 스포츠·피트니스 산업협회에 따르면 미국에는 약 300만 명에 달하는 철인 3종 경기 선수들이 있는데, 이 가운데 43퍼센트가 40세 이상이다. 로뮤얼드 레퍼스, 비트 네치틀, 폴 스태플리는 40세에서 59세에 속하는 남녀 모두에게서 운동 시간이 증가했음을 밝혀냈다.[3] 남녀 불문하고 철인 3종 경기 선수는 지난 25년간 수영, 사이클링, 달리기 등에서 전반적으로 운동 시간을 늘려왔다. 70세 이전까지는 남자의 경우 철인 3종 경기 최고 운동 능력은 10년마다 전체적으로 13퍼센트 감소했으며, 여자의 경우는 15퍼센트 감소했다. 사이클링은 수영과 달리기에 비해 운동 능력 감소폭이 적은 것으로 나타났다.

나이가 들어서도 운동을 계속함으로써 나타나는 지속적인 운동 능력은 중량 운동을 하는 사람들에게서도 나타난다. 데이비드 멜처는 70세 이후 체력이 저하되면서 중량을 들어 올리는 능력이 매년 1.0~1.5퍼센트 감소했다고 보고했다.[4] 웨이트트레이닝을 지속적으로 한 85세의 노인과 65세의 일반인은 힘이 똑같았다. 따라서 이는 중량 운동을 하는 사람들이 그렇지 않은 사람들보다 약 20년은 더 젊게 살 수 있다는 의미다.

뼈 건강이 중요하다

지속적인 운동이 뼈를 강하게 할 수 있는가? 운동을 지속하면 70대와 80대에도 높은 골밀도를 유지할 수 있다는 점이 학계에 보고되어 있다. 또한 강도 높은 운동이 나이, 성별, 가족력, 몸무게만큼이나 뼈 건강을 결정하는 데 중요하다.

뼈 건강은 뼈가 부러졌을 때만 생각해야 한 문제가 아니다. 가능한 한 오래 뼈 건강을 유지하길 원하지만 뼈가 약해지는 현상(골다공증 osteoporosis과 골감소증osteopenia)은 조용히 진행되며, 넘어져 뼈가 부러지기 전까지는 병의 증세를 인지하지 못하기 때문에 치명적일 수 있다. 예전의 골절은 앞으로 일어날 골절의 첫째 요인이다. 골감소증도 주로 여성에게 나타나지만, 200만 명의 미국 여성이 앓고 있는 뼈 질환은 골다공증이다. 이런 뼈 질환을 앓으면 뼈가 약해지고 키가 줄며 혼자 생활하기가 힘들어질 뿐만 아니라 심지어 목숨을 잃을 수도 있다.

넘어져 고관절 골절로 병원에 입원했다가 사망한 사람들 가운데 6.3퍼센트는 병원에서 사망한다. 사망자 가운데 93.7퍼센트는 병원에 가지 않고 집에 있다가 사망하며, 이들 중 3분의 1은 부상을 당한지 1년 내에 사망한다. 살아남은 사람의 3분의 2 가운데 50퍼센트는 이

전의 뼈 기능을 전혀 되찾지 못하고 몸을 움직일 때 다른 사람의 도움을 받아야 한다. 이런 통계수치는 심각하지만, 매일의 강도 높은 운동은 골절을 막는 데 도움이 된다.

젊음의 샘

젊음을 되찾아줄 묘약(알약, 식이요법, 크림 등)을 찾아 다방면으로 노력을 하고 있는 것을 보면, 요즘 사람들은 후안 폰세 데 레온(1474~1521, 젊음의 샘을 찾으려고 멀리까지 여행한 스페인의 탐험가이자 정복자)의 삶을 따르고 있는 것 같다. 솔직히 말해 폰세 데 레온이 젊음을 유지했던 것은 '마법의 물'이 아니라 여행 덕분일 가능성이 매우 크다.

최소한의 운동도 사망률과 심혈관 질환 발병률을 감소시키는 것으로 나타났다. 뉴올리언스 연구진은 『미국심장병학회지Journal of the American College of Cardiology』에 일주일에 최소한 30~60분 정도만 조깅을 해도 조기 사망률을 30퍼센트까지 낮출 수 있으며, 심장마비나 뇌졸중으로 인한 사망률은 45퍼센트까지 낮출 수 있다고 보고했다.[5]

따라서 건강을 지키기 위해 마라톤 전 구간을 뛸 필요는 없다. 유전적으로 인간은 운동을 하게 되어 있다. 당신의 몸은 지금 몸이 움직이고 있다는 사실을 자각한다. 그리고 이런 움직임은 근육과 뼈 유전자에 각인된다. 만약 몸이 그냥 할 일 없이 앉아 있는 주인을 인지하면, 겨울을 맞을 준비를 하고 있다고 생각해 몸의 신진대사는 동면체제로 접어든다.

젊은 활기를 유지하는 데 운동이 어떤 도움을 주는가? 한 가지 중요한 방법은 근육의 양을 유지하는 것이다.

사람들이 노화 과정에서 표출하는 가장 큰 불만 가운데 하나는 스스로가 나약해짐을 느낀다는 것이다. 이들은 무거운 것을 들 수도 없고 긴 거리를 달릴 수도 없다. 그리고 금세 피로를 느낀다. 근육의 양이 부족하기 때문이다. 많은 모집단 기반 연구는 나이가 들어감에 따라 근육 세포와 근섬유가 줄어들어 결국 근육이 뻣뻣해진다는 사실을 보여주고 있다. 근육이 감소하는 근육감소증sarcopenia은 체력과 지구력의 저하를 유발한다. 월터 프론테라와 동료들은 운동을 하지 않는 50~75세의 사람들의 근육량은 10년마다 15퍼센트까지 감소하는데, 이렇게 되면 신체적 장애를 입을 확률이 3~4배 더 커진다고 발표했다.[6] 또한 70~79세 연령집단에 대한 「건강, 노화와 신체조성에 관한 연구Health Aging and Body Composition Study」에 따르면 운동량이 적은 근육에는 지방이 많이 쌓인다.[7] 다시 말해 비프스테이크의 마블링처럼 지방이 비정상적으로 근섬유와 심지어 근육세포에까지 쌓인다는 것이다.

운동을 지속적으로 하면 근육에 어떤 현상이 발생할까? 일주일에 4~5번 운동을 하는 아마추어 운동선수에 관한 연구를 보자.[8] 나는 그의 허벅지를 MRI 스캐너로 단층 촬영해 순수한 근육의 양과 근육에 침투한 지방의 양을 측정했다. 결과는 놀라웠다.

사진 1에서 볼 수 있는 첫 번째 사진은 40세 철인 3종 경기 선수의 허벅지를 MRI 촬영한 것이다. 이 사진은 지방이 없는 플랭크 스테이크flank steak(소 옆구리 살 스테이크)와 비슷하다. 멋진 근육 구조를 갖고 있으며 지방이 끼지도 않았고 최소한의 피하 지방만이 보인다. 두 번째 사진은 운동하지 않는 74세 노인의 허벅지다. 첫 번째 사진과 완전히 다르다. 근육 구조가 빈약하고 지방이 많으며, 피하 지방층은 두껍게 형성되어 있다. 소 엉덩잇살 로스트에 더 가깝다. 세 번째 사진은

40세의 트라이애슬론 선수

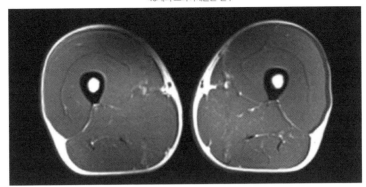

74세의 운동 부족 남성

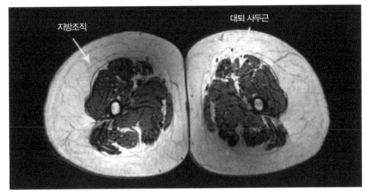

지방조직   대퇴 사두근

70세의 트라이애슬론 선수

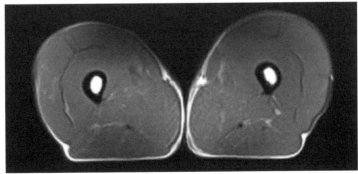

출처: 본다 라이트 외, 「내과 의사와 스포츠의학Physician and Sports Medicine」 39(3), 2011.

사진 1 꾸준한 운동은 근육량을 유지시킨다

눈여겨봐야 한다. 지속적으로 운동하는 70세 철인 3종 경기 선수의 허벅지로 근육 구조가 멋지고 지방이 얼마 없으며 최소한의 피하 지방만이 있다. 운동을 지속적으로 하면 남자의 대퇴 사두근이 강화된다. 내가 연구한 바에 따르면 60세 이하의 연령대와 80세 이하의 연령대에서 힘의 통계적 차이는 발견되지 않았다.

비활동적 생활 방식은 쇠퇴하게 만든다

나이에 비해 신체가 훨씬 늙었다고 느끼는 만성적 환자들(대부분 50대이거나 60대 초반)을 많이 접해왔다. 연구 결과에 따르면 운동을 하지 않는 사람들은 운동을 활발히 하는 사람들에 비해 두 배나 빠르게 신체 능력이 감소했다.

짐은 51세의 회계사다. 키가 약 175센티미터이고 배가 불룩하게 튀어나왔다.(심장병과 당뇨병 고위험군) 대학 시절에는 운동을 잘했지만 요즘 들어 몸을 움직일 때라곤 화장실 갈 때와 회사의 구내식당을 출입할 때뿐이다. 그가 나를 찾아온 이유는 직업병이라고 할 수 있는 목과 허리의 통증 때문이었다. 짐을 비롯한 운동 부족 환자들은 대체로 근골격계의 문제뿐 아니라 고혈압이나 비만, 제2형 당뇨병을 앓고 있는 경우가 많으며 간단한 운동만 해도 숨을 헐떡거린다. 나는 이들에게 즉각적으로 필요한 정형외과적 치료뿐 아니라 매일 어느 정도 시간을 투자해 운동할 것을 권유한다.

의사로서 가장 만족감을 느낄 때는 건강을 위해 매일 시간을 투자하게 하는 데 성공했을 때다. 물론 운동을 시작하는 데는 여러 가지 장애물이 가로놓여 있기도 하지만 사람들이 대부분 필요한 것은 미래에 커다란 이익을 가져다줄 바른길을 걸어가기 위해 그저 용기를 북돋아 주거나 정보를 제공해 주거나 손을 잡아주거나 엉덩이를 걷어차 주는 것이다. 환자들을 위해 나는 이 네 가지 방식의 격려를 다 포함한 프로그램을 시작했는데, 초보자를 위한 프리마 프로그램PRIMA START은 오랫동안 운동하지 않았던 사람들이 다시 운동을 시작할 수 있도록 도움을 준다. 사람들이 자리에서 일어나 5킬로미터 마라톤을 뛰기까지는 12주가 걸린다. 주 2회 그룹 훈련으로 많은 환자의 체지방이 줄었고 운동 강도는 높아졌다.

나이에 따른 요인

신체적으로 건강해지기 위한 첫 번째 단계는 심장, 폐, 근육의 힘 등을 제대로 이해하는 것이다.

- 집중적으로 훈련할 수 있는 능력과 반응시간, 관절의 유연성
- 골격 크기
- 체지방 성분
- 무산소, 유산소 운동 능력
- 회복 능력
- 체력과 지구력, 근육의 협조 능력

일리노이 대학 신체운동학 교수인 워즈텍 얀 초드즈코-자이코에 따르면, 나이든 운동선수의 운동 능력을 제한하는 모든 변수 가운데 생리적 변화는 그 자체만으로 최고의 성적을 올리는 것을 막을 수 없다. 43세 혹은 그 이상의 나이가 되면 몸에서 활력이 빠져나간다는

것은 사실이 아니다. 그렇다면 무엇이 활력을 빼앗아가는가? 이는 속근 섬유의 수 때문만이 아니라 여러 다양한 이유 때문이다.

　몇몇 요인을 생각해보자.

나이가 들면서 운동 능력을 발휘하지 못하게 하는 요소들

운동 능력을 최고로 발휘하지 못하게 방해하는 요소는 많다. 그중 몇몇 은 지속적으로 강도 높은 운동을 함으로써 조정할 수 있다.

- 10년마다 분당 심박수가 10씩 줄어든다.
- 근육량이 줄어든다.
- 운동하지 않으면, 근육 내 지방조직이 증가한다.
- 속근 심유가 줄어든다.
- 폐 기능이 약화된다.
- 테스토스테론과 같은 단백동화호르몬이 줄어든다.
- 신경경로(뇌와 근육 사이의 신경경로)의 기능이 약화된다.
- 젖산 역치(혈액 속에 젖산이 축적되기 시작하는 운동 강도 기점)가 커진다.
- 운동효율성(근육 움직임의 편안함)이 줄어든다.
- 운동하지 않는 경우, 에너지 생산을 위한 최대산소섭취량이 매년 10퍼센트까지 줄어든다.
- 심박출량(심장이 1분 동안 내뿜는 혈액의 양), 심박수, 산소 흡입량이 모두 줄어든다.
- 생활에 전념하다보니 운동하는 시간이 줄어든다.

지구력: 산소 운반 능력이 가장 중요하다

잠시 숨을 멈춰보라. 처음에는 쉽겠지만 곧 두뇌 세포들이 숨 쉬게 해 달라고 아우성치는 느낌이 든다. 숨 쉬고 싶은 욕구는 점점 커져서 공기를 도저히 빨아들이지 않으면 안 될 지경까지 이른다. 이쯤 되면 뇌는 호흡을 해서 공기 중의 산소를 충분히 섭취하는 일에 무엇보다 관심을 갖는다. 만약 숨을 쉬지 않으면 기절하고 말 것이다. 이는 산소를 공급하지 않는 행위를 자동적으로 중단시키기 위한 몸의 결정이다.

산소는 그만큼 우리 몸의 세포 하나하나에 중요한 역할을 한다. 산소가 없으면 세포는 에너지를 만들어낼 수 없고 신진대사 기능도 저하된다. 또한 효율적으로 에너지를 생성해내던 신체도 그 능력이 16분의 1로 감소되고, 그 대신 엄청난 젖산(근육 속에서 통증을 일으키는 요인)이 생긴다. 몸속에 산소가 충분치 못하면 신체활동도 효율성이 많이 떨어진다.

공기 중의 산소를 체내로 흡입함으로써 우리 몸의 세포는 심장이나 폐, 필요한 곳에 동력을 제공한다. 하지만 나이가 들면서 산소를 전달하는 효율성이나 활동력에 변화가 생긴다. 그 이유는 젖산 역치가 낮아지고 운동의 효율성이 떨어지며 최대산소섭취량VO_2도 줄어들기 때문이다. 여기서 최대 산소섭취량은 가장 중요한 요소다.

최대산소섭취량은 산화 경로(에너지를 생산하는 두 가지 방법 중 산소를 사용해 효율이 높은 방법)에서 이루어지는 우리 몸의 에너지 생산 과정에 투입할 수 있는 최대 산소량을 말한다. 그 양은 심장박동수나 심박출량, 몸속 조직의 산소섭취량(조직으로 들어오는 산소량)에 따라 달라진다.

최대산소섭취량 감소는 나이가 들면서 뒤따르게 마련인 지구력 감소의 주요 원인이다. 과학자들은 최대산소섭취량 감소가 신체 활동에 쏟는 에너지, 강도, 시간이 줄어드는 데 원인이 있다고 생각한다.

그렇다면 노화는 몸의 심장과 폐에 산소를 전달하는 데 어떠한 영향을 미치는가.

심장: 산소를 운반하는 펌프질

심장이 하는 일은 경이롭다! 심장은 기본적으로 우리 몸에 필요한 혈액을 제공하기 위해 혈압과 혈액의 흐름, 혈액량을 조절하고 공급하는 복잡한 펌프 역할을 하는 기관이다. 지난 50년 동안 평균 1분당 심장박동수가 80회였다면 총 심장박동수는 21억 회 정도다. 나이가 들면서 심장에 변화가 생기는 것도 전혀 이상한 일이 아닌 것이다. 심장도 나이의 변화에 적응하며, 그 과정에서 여러 가지 질병이나 문제에 노출되기 마련이다. 최대심장박동수, 심장근육수축력, 박출량은 모두 나이가 들면서 감소한다.

- 65세에서 74세까지의 사망 원인 중 40퍼센트는 심장병과 관련이 있다. 80세 이상은 60퍼센트에 이른다.
- 일반적으로 20대 때 격렬한 운동을 한 후의 최대심장박동수가 분당 180~200회라면 80대엔 145회로 감소한다.
- 일반적으로 20세 심장은 운동할 때 쉬고 있을 때보다 3.5~4배나 더 많은 양의 혈액을 공급할 수 있다. 80세가 되면 두 배 정도밖에는 공급하지 못한다.

하지만 심장 노화에 따른 현상은 운동, 혈압 조절, 감정적 스트레스 감소와 식이요법 등으로 향상시킬 수 있다. 사실 심장 기능 향상은 40세 이후의 운동에서 가장 중요한 목표 중 하나다.

혈압이 높아지면 심장은 더 열심히 펌프질을 할 수밖에 없다. 산소가 풍부한 혈액을 몸으로 전달하는 동맥이 나이가 들면서 유연성이 떨어지고 굳어지기 때문이다. 이러한 경화와 유연성 감퇴 때문에 혈압이 더 상승한다. 심장의 좌심실 벽은 나이가 들면서 두꺼워진다. 이 때문에 심장은 경화된 동맥의 저항을 이겨내기 위해 더 힘껏 펌프질을 해대는 것이다.

그러다보니 심장은 전체적으로 약화된다. 동맥은 펌프질을 통해 분출되는 혈액의 양이 늘어나는데도 불구하고 변화에 대한 대응력이 떨어진다. 그래서 나이 든 사람들에게 주로 고혈압 증세가 발생하는 것이다.

또한 노화된 심장은 뇌에서 분비되는 화학물질에도 더 느리게 반응한다. 그 결과 젊을 때처럼 장시간 집중적인 운동을 하기가 어렵다. 조금만 움직여도 숨이 차다. 폐에서 아직 충분히 많은 산소를 공급해주지 못하는 상태이기 때문에 산소가 풍부한 혈액이 구석구석으로 제대로 순환하지 못하는 것이다.

건강한 70세 노인의 심장의 세포 수는 20세 젊은이에 비해 약 30퍼센트 정도 적다. 심장 세포가 죽으면 살아남은 세포들은 크기를 늘려 그 자리를 채운다. 따라서 노인의 심장 세포는 젊은 사람의 심장 세포보다 그 크기가 40퍼센트까지 증가하기도 한다.

하나같이 좋은 소식은 아니지만 꼭 그렇지만도 않다. 운동은 심장을 젊어지고 더 활동적으로 만든다. 75세가 된 나의 아버지가 휴식을 취할 때의 심장박동수는 평균 심장박동수 80을 기준으로 보면 50대 중반의 심장박동수와 같다. 건강할수록 휴식을 취할 때의 심장박동수가 낮은데, 이는 심장이 한 번에 효율적으로 더 많은 혈액을 뿜어내기 때문이다.

당신의 심장은 얼마나 건강한가?

심장이 얼마나 건강한지 알아보려면 최대산소섭취량을 측정해보면 된다. 25세 이후부터는 산소의 활용 능력이 10년마다 5~15퍼센트 정도씩 떨어진다. 원인은 심박출량의 변화다. 전체적으로 활동량과 운동량이 감소하면서 최대산소섭취량도 감소한다.(여성이나 남성 모두 감소 비율이 비슷하다.) 그렇다고 육상 선수의 심장이 고강도 운동에 적응하지 못하는 것은 아니다. 예를 들면 58~71세 사이의 철인 경기 선수들은 젊은 선수들과 비슷한 심장박동수 변화(휴식 시 심장박동수가 낮고 좌심실이 상대적으로 크며 돌아오는 혈액량이 많음)를 보였다. 주목해야 할 것은 나이에 따른 예상 최대심장박동수는 10세 이후부터는 한 해에 1박자씩 낮아진다는 점이다. 다시 말해 매년 나이가 들수록 심장은 뛰는 속도가 점점 더 느려진다. 이것은 심장 수축 시간이 길어지고 박동 간격이 벌어지면서 생기는 현상이다.

운동을 하면 심박출량이 떨어지지 않게 유지할 수 있고 산소를 공급하고 사용하는 몸의 능력을 향상시킬 수 있다. 얼마나 향상될지는 운동 방식에 달려 있다. 평생 꾸준히 집중적인 지구력 훈련을 할 경우 최대산소섭취량의 감소를 절반 정도 줄인다는 연구 결과가 있다. 나이가 들어서 운동을 시작한 경우는 최대심장박동수 감소 현상을 지연시키는 데는 도움이 되지만 수축 시간을 단축한다고 해서 심장박동수가 증가하지는 않는다.

동맥: 산소를 위한 고속도로

심혈관계 질환과 노화가 어째서 밀접한 관계가 있는지 이해하고 이를 통해 질병의 원인을 규명하고 치료하려면 정상적인 노화 과정(즉, 질병 없이 노화되는 과정)에서 동맥에 무슨 일이 일어나는지 이해할 필요가 있다. 미국 국립노화연구소 소장 리처드 J. 호데스에 따르면, 지난 수십 년간 이에 대해 괄목할 만한 연구 성과가 이어졌다. 호데스 박사는 말한다.

그동안 심혈관 질환과 그 위험 요인에 대해 많은 것을 알게 되었다. 새롭게 연구해야 할 분야는 노화와 질병의 발전 과정 사이의 연관성이다. 미 국립노화연구소의 과학자들은 동맥에서 일어나는 특정한 노화와 관련된 변화가 심장 기능에 미치는 영향에 대해 특히 주의를 기울이고 있다. 과거에는 정상적인 노화 과정의 한 부분이라고 여겼던 이러한 변화가 심혈관계 질환의 위험을 증가시키는 요인일 수 있기 때문이다.

동맥은 혈액을 심장에서 폐와 그 밖의 모든 조직에 운반한다. 동맥은 근육으로 이루어져 있는데, 다른 근육과 마찬가지로 나이가 들면서 굳어지는 경향을 보인다. 이러한 동맥경화는 고지방 식단이나 흡연으로 더 심해질 수 있다. 게다가 혈관도 나이가 들면서 더 좁아진다. 더 좁아진 혈관으로 혈액을 보내려다보니 심장은 더 강하게 펌프질을 하게 되고 이는 혈압을 증가시킨다. 심장이 비대해질 수밖에 없다.

부드럽고 유연한 동맥은 엑스레이에 나타나지 않지만 딱딱해지고 경화된 동맥은 마치 뼈를 찍었을 때처럼 엑스레이에 나타난다. 환자들의 무릎을 엑스레이로 찍어보면 다리를 지나가는 경화된 동맥을 보는 일이 드물지 않다. 하지만 동맥 경화를 피할 수 없는 것은 아니다. 운동을 하면 동맥이 더 유연해질 수 있다. 부드러운 동맥은 건강한 심장을 위해 좋을 뿐 아니라 뇌로 흘러드는 혈액의 흐름을 원활하게 하고 멋진 성생활도 가능하게 해준다.

폐: 혈액 속으로 산소를 운반하는 관문

빠른 속도로 달리면 숨을 헐떡거린다. 여기서 헐떡거림이 시작되기까지 걸리는 시간이 건강의 척도다.

도나라는 환자가 있었다. 그녀는 과체중에 몸 상태도 좋지 않았고 금세 숨이 차서 유연성 운동도 끝까지 따라하지 못했다. 하지만 몇 주가 지나자 도나의 몸은 점점 새로운 요구에 적응했고 경기장을 도는 것도 예전보다 덜 힘들어했다. 매주 달리는 거리가 점차 늘면서 1.5킬로미터를 완주하더니 3킬로미터, 5킬로미터를 거뜬히 달리게 되었다.

산소가 충분히 함유된 혈액을 심장으로 보내야만 우리 몸의 조직이 에너지를 생산할 수 있는데, 그러려면 무엇보다 혈액 속에 산소를 녹여야만 한다. 그 역할은 폐가 한다.

외부의 공기를 몸 안으로 옮기는 것은 언덕길을 내려가는 것처럼 간단한 일이다. 말하자면 폐 속 작은 공기주머니로 들어온 산소는 몸속 구석구석으로 퍼져 자신을 가장 필요로 하는 곳으로 간다는 뜻이다. 공기를 들이마시면 산소는 몸속에서 자신을 가장 필요로 하는 혈액을 먼저 '간파'한다. 그러고는 적혈구에 붙어서 자신을 기다리고 있는 조직으로 이동한다. 이럴 때 폐를 점점 굳게 만드는 요인(노화, 흡연, 천식 등)이 생기면 산소가 폐에 들어가는 것을 방해함으로써 결국 혈액 속으로 전달되는 것이 어려워진다.

나이가 들면 숨을 쉬는 데 더 많은 에너지가 필요해진다. 이는 폐가 받아들일 수 있는 공기량이 10년 단위로 250밀리리터 정도 줄어들기 때문이다. 70세가 되면 폐활량이라고도 하는 우리 몸의 최대호흡량은 일반적으로 20세 때의 약 60퍼센트 정도로 감소된다.

또한 폐 조직의 유연성도 줄어든다. 작은 혈관으로 이루어진 폐의 모세혈관도 덩달아 그 수가 감소하고 혈류의 질(산소 교환기능)도 떨어진다. 쉽게 말해서 폐가 굳어지면서 산소와 이산화탄소를 교환하는 기능이 점점 저하되는 것이다.

근육: 기계의 힘

연료(산소)가 효율적으로 배달되는 것은 좋은 일이다. 하지만 산소가 전달된 후 그다음 일은 근육의 능력에 따라 결정된다. 나이가 들면서 근육과 힘줄에 생기는 변화는 일상생활에 큰 영향을 미치며 스포츠 경기 능력에도 중요하게 작용한다. 빠르게 움직일 수 있는 근력뿐만 아니라 전체적인 구조에도 영향을 주는 것이다.

몸의 근육에서 일어나는 변화는 대부분 근육 세포의 크기 감소 및 근육 경화 현상과 관련이 있다. 노화에 따른 근육의 변화는 근육lean muscle이 줄어들기(근육감소증) 때문에 발생하는 것이다. 50세 정도가 되면 몸에서 근육이 줄어들기 시작해 80세가 되면 근육이 절반으로 준다. 운동하지 않는 사람들은 50세에서 70세가 될 때까지 10년마다 15퍼센트의 근육이 줄어들고 70세 이후에는 10년마다 30퍼센트가 줄어든다.

노화에 따른 근위축 현상은 속근 섬유fast-twitch muscle fiber라고 부르는 제2형의 근육섬유가 위축되어 일어난다. 근육의 힘을 책임지는 이 섬유들은 실제로 30퍼센트 정도 줄어드는데, 나이 든 단거리 주자가 젊은 단거리 주자보다 훨씬 보폭이 좁아서(40퍼센트 좁다) 같은 거리를 뛰려면 젊은 주자들보다 더 자주 발을 떼야 하는 것도 이런 이유 때문이다.

근육은 나이가 들면서 점점 움직이기 어려워지고 굳어진다. 수분이 빠지고 힘줄과 인대의 전체 구조가 노화되면서 근육이 뻣뻣해진다. 이는 근육 성분의 변화 때문이기도 하고 수축 과정에서 각각의 근섬유가 교차되는 방식 때문이기도 하다. 굳어진 근육은 부상에 쉽게 노출된다.

근육을 계속해서 운동시켜야 할 이유가 더 필요하다면, 스웨덴과 핀란드의 연구 결과를 참고해보자. 18세에서 84세 사이의 남성 단거리 주자들을 대상으로 허벅지 바깥부분에서 무릎 위까지 내려오는 근육(외측광근vastus lateralis이라고도 불리는)의 조직검사를 한 결과 단거리 주자들은 나이가 들면서 단거리 경주에 필요한 폭발적인 힘을 제공하는 빠른 섬유fast fiber가 감소하는 것으로 나타났다. 하지만 나이가 많은 단거리 주자들의 경우 근육의 전체적 성격은 그대로 유지하는 경우가 많았는데, 이는 단거리 달리기가 근육의 노화에 긍정적인 영향을 미친다는 것을 반증한다.

젊은 근육과 마찬가지로 나이 든 근육도 성장하는 능력이 있다. 허약한 노년층 인구를 대상으로 한 연구에서 웨이트트레이닝(한 사람이 한 번에 들어 올릴 수 있는 최대 무게의 80퍼센트로 8번 반복했고 일주일에 세 번 실시했다)을 한 번 할 때마다 근력이 5퍼센트 증가한다는 사실이 밝혀졌다.[9] 다른 연구에서도 훈련받지 않은 노인이 2주간 적절한 웨이트트레이닝을 하자 근육량이 증가했다. 심지어 노쇠한 90세 노인도 근력을 증가시킬 수 있는데, 당신이 그러지 못할 이유는 전혀 없다.

비활동성 때문에 생긴 퇴화 현상은 해를 거듭하면서 제1형이라 불리는 지근 섬유slow-twitch endurance fiber와 제2형이라 불리는 속근 섬유가 몸에서 사라지게 하는 또 다른 원인이 된다. 육상 선수들의 강도 높은 훈련은 근육 비대와 제1형과 제2형 근육 섬유의 증가로 이어진다.

웨이트트레이닝 없이 달리기나 수영과 같은 운동을 하는 선수들에 대한 연구 결과 이들은 운동을 하지 않는 비슷한 연령대와 근육 성분이 비슷했지만, 웨이트트레이닝에 참가한 선수들은 이들보다 40세 연하인 이들과 근육 성분이 비슷했다.

이 모든 연구는 운동을 하면 활력과 더불어 근육이 생기며, 근육이 실제로 더 젊어질 수 있다는 것을 말해준다.

노화된 근육세포는 전기 자극과 같은 간단한 재활 방법으로도 훨씬 활발하게 활동할 수 있는 가능성이 있다. 앰브로시오 박사는 전기 자극(근육 섬유의 힘과 근력을 동시에 자극하는 간단하고 평범한 전기 재활 방식)을 이용해서 운동시킨 늙은 쥐의 근육줄기세포를 관찰한 결과 노화된 세포가 젊은 쥐의 근육줄기세포처럼 활동한다는 것을 발견했다. 운동으로 늙은 세포의 행동을 바꿀 수 있다는 것은 놀라운 발견이었다! 또 다른 공동 연구자는 늙은 쥐의 갈비뼈 사이에서 채취한 근육줄기세포 또한 젊은 세포와 활동력이 비슷하다는 것을 발견했다. 운동 중에는 지속적으로 호흡해야 하므로 갈비뼈 사이의 근육은 쉴 새 없이 움직일 수밖에 없기 때문이다.

운동의 경제성: 이 모두를 어떻게 조화시킬 것인가?

운동할 때 움직임의 동력이 얼마나 쉽게 생산되는가를 운동의 경제성이라고 한다.

관절 부분의 움직임이나 유연성, 다른 신체와의 조화 능력이 감소하면 운동의 경제성도 상당히 떨어진다. 나이 든 단거리 선수는 젊은 선수에 비해 보폭이 훨씬 짧을 수밖에 없고 같은 거리를 뛰는 데 더자주 발을 놀려야 한다. 근육의 힘이 감소한 것이 원인이지만 관절의 유연성 감소가 중요한 요인으로 작용한다. 인대나 힘줄과 같은 연결

조직은 나이가 들면서 굳어진다. 노화가 진행되면서 조직 속의 수분이 적어지고 인대와 힘줄 속의 콜라겐 역시 노화되기 때문이다. 게다가 여러 가지 질병 때문에 조직들이 경화되기도 한다. 그 결과 예전에 비해 관절의 움직임이 원활하지 못하다. 40대에 120~130도이던 관절 운동 범위는 70~80대에는 95도로 줄어든다.

따라서 스트레칭과 유연성 운동으로 신체 조직을 부드럽게 유지하는 것은 매우 중요하다. 유연하고 부드러운 조직은 딱딱한 조직보다 훨씬 기능이 뛰어나다. 또한 근육의 반사 능력을 유지해주며 운동 속도를 빠르게 해준다. 마지막으로 스트레칭을 하면 운동 부족에서 오는 여러 신체 통증을 완화할 수 있다.

그 밖에도 노화와 함께 찾아오는 중요한 생리학적 변화는 많다. 연골과 뼈, 체지방과 신경근육계의 변화도 그에 속한다.

연골: 얼음보다 매끄럽시만 손상되기 쉬운

연골의 노화 현상은 대부분에게 커다란 시련이지만, 특히 '퇴화된' 연골 때문에 해당 부위가 부어오르거나 고통을 느낄 경우 아주 골칫거리가 아닐 수 없다. 중장년층에게 연골을 건강하게 지키는 것은 몸의 균형을 유지하기 위한 조건이기도 하다. 비활동성으로 발생한 위축은 연골의 건강을 악화시켜 연골이 물렁물렁해지거나 갈라지게 한다. 다른 한편으로는 퇴화된 연골을 지나치게 강도 높게 사용하고 에너지를 많이 소모할 경우 연골의 퇴화 정도가 심화될 수 있다. 40세 이상은 몸이 보내는 신호와 통증 메시지에 귀를 잘 기울일 필요가 있다. 당신이 피로한 상태에 있으며 관절의 연골 조직에 염증이나 문제가 생겼다는 것을 말해주는 것이다. 이러한 신호를 느끼면 운동을 중단하거나 강도를 낮추는 것이 현명하다. 고통을 무시하고 계속 연골을 학대

하는 것은 전혀 이롭지 않다.

뼈: 역동적인 구조

뼈는 놀랍고도 역동적인 조직으로서 사는 동안 끊임없이 변화하고 개조한다. 우리 몸에서 아무런 상처 없이 아물고 스트레스 정도에 따라 모양이 변하는 조직은 오직 뼈밖에 없다. 이는 양방향으로 진행된다. 강한 스트레스나 부담에 저항하는 과정에서 우리의 뼈는 튼튼해진다. 하지만 힘을 쓰는 운동이나 일을 하지 않으면 뼈는 약해지기 마련이다.

뼈는 빽빽한 외피와 스펀지 같은 아치형의 내부 골격, 섬유주trabe-culae라고 불리는 연결 조직으로 이루어져 있다. 나이가 들면서 이러한 연결 조직이 줄어든다. 40세 이상 여성은 남성보다 두 배 이상 빠르게 퇴화되는데, 그 속도는 매년 1.5~2퍼센트에 달한다. 폐경기 이후에는 이러한 감소율이 해마다 3퍼센트 정도 증가된다. 골밀도의 감소는 뼈의 균열로 이어진다.

노년층이더라도 여성 운동선수들은 골밀도가 대부분 정상이다. 80세 이상에게서도 사실로 확인되었다. 또한 같은 연령대의 여성들보다 골다공증을 앓는 경우가 적었다. 체중부하운동 경기 참가자 중 골다공증이 있는 사람은 그 수가 현저히 적었다. 노년층 운동선수들이 지속적으로 달리기나 높이뛰기와 같은 고강도의 운동을 하는 것은 뼈를 건강하게 지키는 방법이다.(물론 어떤 종류의 운동이라도 아무것도 하지 않는 것보다는 낫다.)

힘줄: 연결해주는 끈

힘줄은 근육을 뼈와 연결해주는 튼튼한 끈이다. 모든 근육은 힘줄로 뼈와 연결되어 있다. 따라서 힘줄은 부위에 따라 그 크기가 달라지는데 무릎 관절의 경우 힘줄이 굵고 손가락 관절의 경우는 아주 가늘다.

건염 혹은 힘줄염Tendonitis은 염증 때문에 힘줄이 부어오르거나 통증이 생기는 질환이다. 이는 40세 이상의 운동선수들에게는 흔한 질환이다. 특히 염증은 힘줄에 계속해서 미세파열이 생기면서 나타나며 근육과 뼈 사이 그리고 근육과 힘줄이 만나는 지점에서 힘줄이 당기는 듯한 느낌을 많이 발생시킨다. 건염은 지나치게 반복되는 동작 때문에 발생하는데, 스트레칭 없이 너무 오랫동안 한 부위를 사용하다 보면 섬유 조직이 점점 조인다. 예를 들어 테니스에선 공을 치느라고 팔꿈치의 근육을 계속해서 사용한다. 그러다보면 팔꿈치 바깥쪽에 있는 손목굴근wrist flexors에 무리가 온다. 건염이 가장 많이 발생하는 부위는 팔꿈치와 손목, 이두박근과 회전근rotator cuff의 연결부위를 비롯한 어깨 부분, 다리와 무릎(무릎골patellar과 사두근quadriceps), 아킬레스건Achilles 등이다.

물론 건염의 상태는 가장 많이 사용하는 부위나 강도에 따라 다를 수 있다. 증상도 각기 다르며, 조금씩 계속 아픈 것부터 힘줄이 있는 부위가 뻐근하게 느껴진다거나 염증이 생긴 힘줄 주위의 관절 전체가 쑤시듯 아픈 것까지 다양하다. 보통 운동하는 동안과 이후에 통증이 심해지고 다음 날부터 힘줄과 관절이 뻣뻣하게 느껴진다.

힘줄과 관련된 심각한 질환으로는 아킬레스건염과 파열을 들 수 있다. 40대와 50대 남성의 경우 후자 쪽에 문제가 발생할 가능성이 높다. 아킬레스건은 세 개의 커다란 종아리 근육과 발뒤꿈치를 연결하는 힘줄이다. 다리 뒷부분에서 서서히 느껴지던 통증이 갑자기 폭발하기 전까지는 우리는 보통 아킬레스건에 대해 까맣게 잊고 산다. 진료실에 찾아온 환자들은 보통 아킬레스건의 통증을 "누가 다리에 총을 쓴 것 같아요!"라고 묘사한다.

체지방: 과잉 에너지를 위한 저장 시스템

지방은 몸의 기능을 여실히 바꾸는 호르몬과 화학물질을 분비하면서 몸에 들러붙어 에너지를 과하게 저장하는 대사 장애 유발 조직이다.

체지방 성분은 여성이나 남성 모두 나이가 들어가면서 증가하는데 이에 따라 근육의 비율은 감소한다. 보통 20세의 활동적인 남성의 경우 체지방은 12~16퍼센트이며, 60세가 되면 그 비율이 19~26퍼센트로 증가한다. 같은 시기에 여성의 체지방은 23~28퍼센트에서 28~38퍼센트까지 증가한다. 체지방이 증가하면서 비활동성 근육에 지방이 침투하고 이는 근육의 힘을 더 떨어뜨리는 요인이 된다.

하지만 지난 50년 동안 연구자들은 우리 몸에 축적된 지방의 양보다는 지방이 축적된 부위가 더 중요하다는 사실을 밝혀냈다. 엉덩이나 허벅지는 괜찮지만, 허리 주변에 지방이 축적될 경우 건강에 문제가 생길 확률이 높아진다. 이는 체중이 정상인 경우라도 마찬가지다.

지방은 어째서 위험한 걸까? 지방은 초과된 에너지를 저장하는 공간이면서 호르몬을 만드는 기능도 한다. 캐나다 퀸스 대학 로버트 로스의 말에 따르면 지방은 고혈당(레시스틴resistin 호르몬), 고혈압(안지오텐시노젠angiotensinogen 호르몬)을 일으키는 호르몬을 많이 분비하고 동맥의 염증과 경화를 유발하며 혈액지질농도(지방의 한 종류)를 변화시킨다. 몸의 중간 부위에 있는 지방(내장 지방)은 말초 지방(피부 아래에 축적된 지방)보다 더 왕성한 활동을 하므로 건강에 더 해로울 수 있다.

허리 주변에 지방을 많이 축적한 채로 산다는 것은 대사증후군metabolic syndrome으로 발전할 가능성이 크다는 뜻이다. 허리둘레가 남성 40인치 이상, 여성 35인치 이상인 경우 그리고 다음과 같은 네 가지 심장 위험 인자 중 두 가지를 가지고 있을 경우는 건강에 적신호가 온 것이다. 고중성지방혈증high triglycerides, 고혈당high blood sugar, 고혈압high blood pressure, 저고밀도지단백 콜레스테롤혈증low HDL이 그 네 가지다. 대사증후군은 제2형 당뇨병으로 발전할 가능성을 500퍼센트 이상 증가시키며 심장마비가 올 가능성은 300퍼센트, 심장마비로 사망할 확률을 200퍼센트나 증가시킨다. 당장 줄자로 허리둘레를 측정해보고 운동을 시작하자.

운동 심리학자인 크리스 앨런 슬렌츠와 듀크 대학 의료센터 연구진이 『미국 응용생리학저널』에 발표한 내용은 운동의 긍정적 효과에 관한 좋은 예다.[10] 슬렌츠는 노스캐롤라이나 주의 40~65세 남녀 175명을 대상으로 연구를 실시했는데, 이들은 모두 과체중에 비활동적이며 가벼운 콜레스테롤 문제를 안고 있었다. 연구에 참여한 사람들은 6개월 동안 다음과 같은 지시를 따르기로 했다.

- 첫 번째 그룹(통제 집단)은 운동하지 않은 채 지낸다.
- 두 번째 그룹은 중간 강도의 운동을 가볍게 한다.(일주일에 20킬로미터 걷기)
- 세 번째 그룹은 고강도 운동을 가볍게 한다.(일주일에 20킬로미터 정도 조깅)
- 네 번째 그룹은 고강도 운동을 상당히 많이 한다.(일주일에 32킬로미터 정도 조깅)

참여자들은 러닝머신, 운동용 자전거와 엘립티컬 트레이너를 이용한다. 위의 세 가지 종류의 운동기구에서 운동한 피험자들은 곧바로 조언을 받거나 심장박동수 모니터를 착용하여 운동의 강도를 확인할 수 있었다. 또한 연구 기간에는 식습관을 바꾸거나 체중 조절을 하지 않도록 했다.

복부의 내장 주변에 축적된 지방인 내장 지방의 변화를 확인하기 위해 연구 전후에 사진을 찍었다. 그 결과는 다음과 같다.

- 비활동 그룹의 경우 내장 지방이 9퍼센트나 증가했다.
- 적은 수준의 운동량으로는 내장 지방에 변화가 없었다.(강도가 높든 낮든 마찬가지로)
- 강도 높은 운동을 많이 한 그룹에서는 내장 지방이 평균적으로 7퍼센트나 감소했다.

운동하면 가장 위험한 종류의 지방을 줄일 수 있다. 13장에서 항아리형과 호리병형 비만에 대해 다룬다. 유전적으로 물려받은 항아리나 호리병 같은 체형을 바꾸기는 어렵지만, 운동으로 내장 지방을 감소시킬 수 있고 몸매나 근육 혹은 피부를 변화시키는 것은 가능하다.

신경근육계: 가장 중요한 신체 기관

몸과 마음의 결합은 신경과 근육이 어떻게 상호 작용하는가에 달려 있다. 몸과 마음의 협동 능력이 감소되고 균형감각과 작은 근육 운동 기술, 시각적 공간감각 능력이 쇠퇴함과 동시에 움직임에 대한 반응시간이 길어지고 자기수용감각(자신의 팔다리 위치를 공간 속에서 지각하는 능력)에 변화가 오는 것은 모두 노화에 따른 신경근육계의 문제 때문이다. 규칙적인 운동은 이러한 여러 가지 쇠퇴 현상을 지연시키는 역할을 한다.

노년층 운동선수들이 75세까지는 2퍼센트 내의 경기 능력의 쇠퇴를 보이다가 75세 이후부터는 급격히 진행된다는 사실을 확인한 바 있다. 하지만 신체를 훈련하여 한계에 도전하다보면 나이에 상관없이 몸의 기능이 뛰어나게 유지된다. 2011년에 전국 하계 시니어 경기에서 열린 마일 경주(마일은 약 1.6킬로미터)에서 50세 남성이 4분 35초의 기록으로 우승했다. 놀라운 기록이다! 70세 남성 우승자의 기록은 5분 42초였다. 운동을 잘 하지 않는 40세 남자가 1마일을 5분 42초에 달릴 수 있다. 물론 경주를 완주할 수 있다고 가정했을 때 말이다.

　노화 현상에 따라 몸에 변화가 오는 것은 사실이지만 비활동성이라는 요인이 없다면 신체는 놀라울 정도로 활발하고 빠른 기능을 유지할 수 있다. 노화와 관련이 있다고 여겨지는 많은 변화는 생물학적 결과가 아니라 나이 들어가면서 선택한 생활 방식의 결과다.

자신에 대해 좀 더 알기!

여러 가지 지식도 중요하지만 먼저 자신에 대해 알아야 한다. 나는 환자들에게 다음과 같은 정보 카드를 보여주며 건강을 위해 노력해야 할 부분이 무엇인지 알도록 유도한다. 변화를 위한 동기 부여의 역할을 해준다.

- 체중
- 허리둘레(엉덩이뼈 위쪽을 기준으로 측정하기)
- 허리와 엉덩이의 비율(비율은 0.8이거나 그 이하여야 함)
- 체성분(체지방은 25퍼센트보다 낮아야 함)
- 콜레스테롤 수준(중성지질, 저밀도지단백질, 고밀도지단백질 포함)
- 휴식 시 심장박동수(아침에 막 일어났을 때의 심장박동수)
- 혈압(120/80 이하여야 함)
- 가족력(친척이나 가족을 괴롭히는 질병)
- 골밀도(50세 이상의 여성과 70세 이상의 남성)

03

40대, 50대, 60대 이상을 위한
피트니스

40대 이후는 우리 생애 최고의 전성기다. 물론 20대와 같이 활동적이진 않지만, 삶에 대해 감사할 줄 아는 시기다. 20대가 즐거운 시기였던 것은 사실이지만, 20대로 돌아갈 수 있다 하더라도 나는 이런 롤러코스트를 타는 듯한 시기로 다시 돌아가기를 원치 않는다. 여러분도 이런 생각에 동의했으면 한다.

나이를 먹어가는 과정에서 목적의식을 갖는다면, 매 10년마다 육체를 통해 얻는 경험이 자신을 행복하게 만들어준다. 미래를 설계할 때, 40대 이후의 각 10년은 특별하다. 여기 각 10년에 맞는 최고의 프로그램을 소개하겠다.

40대

40대는 정신적으로나 육체적으로나 '최고의 시기'다. 예전처럼 육체적으로 강해질 수 있고, 지적 능력과 경험을 쌓을 수도 있는 시기다. 40세엔 생물학적 활동을 어떻게 하느냐에 따라 이후 30년의 삶을 풍요롭게 혹은 그렇지 않게 할 수 있는 중요한 10년이 시작된다. 정신과 육체가 점차 쇠락하기 때문에 목적의식을 갖고 삶을 꾸려나가야 한다. 아래의 방법을 보자.

- **몸무게를 확인하라** 몸무게가 가장 중요하다. 이는 판단하는 것이 아니라 수치로 나타나는 것이다. 몸무게를 확인만 하는 것이 아니라 처음 수치를 기록하고 몸무게를 어느 정도까지 유지해야 하는지를 기록해야 한다.
- **허리둘레를 확인하라** 허리둘레가 늘어난다는 것은(혹은 팬티가 몸에 꽉 낀다는 것은), 일반적으로 몸무게 관리가 잘못 되었다거나 호르몬 분비에 이상이 생겼다는 신호일 수 있다. 남성의 허리둘레는 40인치, 여성의 허리둘레는 35인치를 넘으면 안 된다. 허리둘레를 체크함으로써 복부비만에서 유래하는 만성 질환의 위험을 최소화할 수 있다.
- **신체기준을 설정하라** 몸이 아프고 난 다음에 의사를 찾아가서는 안 된다. 최고의 건강을 유지하기 위해서는, 건강할 때 의사를 찾아가는 것이 중요하다. 몸의 기준을 설정하고 혈압을 체크하라. 남성인 경우 테스토스테론 수치를 확인하라. 여성은 우선 유방암 엑스레이를 찍어보는 게 좋다.
- **운동을 시작하라** 운동의 목적은 운동 그 자체에 있다. 하는 만큼 효과를 본다.
- **심장을 체크하라** 몸을 덜 움직일수록 심장은 같은 양의 혈액을 분출하는 데 더 어려움을 느낀다. 운동하지 않으면, 심장 기능은 약화되고 심장박동에 따른 혈액분출량은 줄어든다. 또한 40대에 접어들면 혈관이 좁아지고 경직된다. 좁아진 혈관으로 혈액을 보내야 하기 때문에 결국 심장에 주어지는 압력은 커진다.(돌을 언덕 위로 밀어 올리는 것과 같다.) 심장이 약해지고 혈액순환이 제대로 이루어지지 않는 것은 심장마비의 주요 원인이다.
- **혈압을 관리하라** 혈압은 심장 수축의 힘, 혈관의 압력, 몸 전체에

흐르는 혈액 양으로 규정된다. 혈압이 높으면 몸에 동일한 양의 혈액을 흘려보내기 위해 더 많은 운동을 해야 한다. 그러면 심장의 부피는 늘어나고 그 기능은 약해진다. 스트레스(혈관 수축)를 조절하고 소금 섭취(혈류 확장)를 줄이고 유산소 운동을 통해 심장 기능을 강화하라.

- **자신의 삶에 대해 생각해보라** 40대는 솔직해지는 시기다. 매일 건강을 위해 투자하고 있는가? 그렇지 않다면 이유는 무엇인가? 40대에는 자신의 건강을 위해 매일 이런 질문을 던지는 것이 중요하다.

50대

설사 40대를 허비했다 하더라도 자신감을 가져라. 보다 건강해지고 보다 나은 운동능력을 갖추는 것이 불가능한 나이대는 존재하지 않는다.

- **이 책이 제시하는 프로그램을 따르라** 40대에 해야 할 부분에 대해 집중하라. 특히 몸무게와 허리둘레를 확인하고 신체 기준을 설정하는 것이 중요하다. 부모님의 건강 상태를 알아보는 것 또한 중요하다. 부모님이 갖고 있는 질병이 당신에게 나타날 수도 있기 때문이다.
- **심혈관 건강을 챙겨라** 이 시점에서 나는 같은 말을 계속 반복해야겠다. 소파 생활에서 벗어나라! 이 책에서 제시한 운동 프로그램을 통해 F.A.C.E. 운동성과를 최대화하라.

- **관절에 유의하라** 노화, 과체중, 오래전 당한 부상, 근육의 약화 등은 관절을 파열시키거나 금이 가게 할 수 있고 관절에 통증을 유발할 수도 있다. 과체중을 줄여야 할 때다. 왜냐하면 복부비만 때문에 관절이 버틸 수 있는 무게보다 4~5킬로그램 이상의 하중을 받기 때문이다.
- **뇌를 자극하라** 새로운 계획을 설계하고 당신이 알고 있는 것을 가르치고, 새로운 기술을 습득해 당신이 갖고 있는 자산을 멋지게 활용하라.
- **골밀도를 체크하라** 몸집이 작거나 매우 크거나 혹은 여성인 경우는 골밀도와 비타민 D 수치를 체크해야 한다. 또한 40대 때보다 키가 줄었거나, 부모가 넘어져 엉덩이뼈가 부러진 적이 있거나 혹은 갱년기 현상이 나타나면 마찬가지로 골밀도와 비타민 D 수치를 체크해야 한다. 뼈는 부지불식간에 조용히 약화된다.

60대(그리고 그 이후)

60대는 문제를 해결하는 시기다. 당신이 40대와 50대에 쌓은 기반은 60대와 그 이후의 삶을 이끌어가는 토대다.

- **심혈관 건강에 주의하라** 지금껏 심장 건강에 주의를 기울이지 않았더라도 심장이 건강하게 박동할 수 있는 시간이 여전히 남아 있다. 의사와 상담을 하고 심장을 체크하라. 이 책에서 설명하는 대로 기동성 훈련을 시작하라. 아직도 담배를 끊지 못했다면, 의사와 상담하고 담배를 끊을 수 있는 모든 방법을 강구하라. 당

이 있다면 병에 걸리지 않도록 신경을 많이 써야 하며 염증과 뇌 졸중에 주의해야 한다.

- **뇌 건강을 챙겨라** 뇌 건강에 좋은 영양분을 섭취함으로써 뇌의 기능을 최대화하라.(이에 관해서는 13장에서 자세히 설명했다.) 새로운 것을 배우고 새로운 기술을 습득하라. 사회적으로 풍요로운 삶을 영위하는 것이 뇌의 기능을 활성화시킨다는 사실을 많은 논문이 밝히고 있다.

- **자연 면역기능을 강화하라** 60대에 접어들면 추위와 질병을 버텨내는 능력이 줄어들고 통상적인 질환에 대한 면역력이 줄어들 수 있다. 영양분을 섭취해 면역기능을 유지하고, 나이가 들어감에 따라 약해진 위장기능을 보강할 수 있다. 60대에 접어들면 매일 단백질을 충분히 섭취해야 하며, 노화 방지 성분이 풍부한 과일이나 노화방지 보조제, 기본 비타민과 미량영양소 등을 섭취해 몸무게를 관리해야 한다.

여러분의 신체나이는 어느 연령대에 속하는가? 이를 알아보려면 www.sharecare.com/realage를 참고하거나 내 동료 연구원 마이크 로이젠 박사가 개발한 실제 나이 테스트RealAge Test를 받아보자. 이 테스트는 당신의 선택이 신체나이에 어떤 영향을 미치는지를 분명하게 알 수 있게 해준다. 하지만 '실제나이|RealAge'가 아닌 이 장에서 설명하는 수치상의 나이에 따른 조언을 받아들여야 한다.

04

운동과
지속성

지속적인 운동

많은 사람이 몸이 약해지는 것을 나이 들면서 생기는 가장 안 좋은 현상으로 얘기하지만, 마음이 약해지는 것이 훨씬 두려운 상황이다. 나는 개인적으로 수면 부족(6년간 레지던트 생활, 첫 아이 '출산 후유증' 등)으로 발생한 뇌의 변화를 경험해봤지만, 운동하지 않고 그냥 나이만 먹어서 생기는 실제적인 두뇌 기능 '악화'는 훨씬 두려운 존재다.

가족 중에 이런 사례가 있었다. 내가 어렸을 때 돌봐주셨던 아이다 고모할머니였다. 교직 생활에서 은퇴한 고모할머니는 투박하면서도 따뜻한 마음을 가지고 있었다. 또한 그녀는 엄청난 생활 공구상자를 가지고 있었는데, 여기에는 목축에서부터 뜨개질에 이르기까지 필요한 모든 도구가 담겨 있었다. 고모할머니는 이런 도구들을 다루는 방법을 대공황 당시 어린 시절을 보낸 캔자스의 농촌에서 배웠다고 했다. 아이다 고모할머니가 앞치마를 두른 채 집안일을 하면서 농담을 섞어가며 들려주는 재미있는 이야기는 끊일 줄 몰랐다. 그녀는 나와 내 사촌들에게는 엄청난 존재였다.

하지만 우리는 고모할머니가 말년에 자신의 집에 틀어박혀 점점 기억을 잃어가는 모습을 슬프게 지켜보았다. 마음을 가다듬는 방법을

　　　　　　　　　　　　라이트 박사의 마흔 이후의 피트니스

연구하는 데 많은 시간을 보낸 내게 이 사건이 운동의 중요성을 일깨우는 데 가장 중요한 역할을 한 것 같다.

뇌는 자연적인 노화 과정과 싸우고 있다. 40대부터 뇌는 10년마다 5퍼센트씩 그 기능을 상실한다. 그리고 70세가 넘으면 그 상실률은 더욱 커진다. 이는 사실상 뇌의 용량이 줄어든다는 것을 의미한다.

지속적인 운동이 심장에 퍼져 있는 모세혈관의 수를 증가시키는 것처럼, 지속적으로 운동하면 산소, 포도당, 호르몬을 뇌에 안정적으로 공급하는 뇌 주위의 모세혈관의 수가 증가된다. 운동의 긍정적 스트레스 또한 사고와 각성을 유발하는 아드레날린을 분비하게 함으로써 뇌 기능을 강화시킨다. 게다가 운동할 때 분비되는 세로토닌은 뇌를 평온하게 해준다. 긍정적 스트레스와 세로토닌은 새로운 정보를 받아들이는 데 유리한 역할을 한다.

그리고 지속적인 운동은 신경세포를 생성하고 치료하는 뇌신경생장인자BDNF: brain-derived neurotropic factor를 증가시킴으로써 장시간에 걸쳐 뇌에 영양분을 공급한다. 피츠버그 대학의 연구원들은 6개월에 걸쳐 집중적인 운동을 한 사람들과 그렇지 않은 사람들의 뇌 혈류를 비교분석했다. 운동을 많이 한 사람들의 뇌 혈류가 더 좋은 상태로 나타난 것은 놀랄 일이 아니다. 워싱턴 대학의 연구진은 초기 치매환자에게 6주 운동프로그램을 실시한 결과 계획 능력, 기억력, 다중 작업 처리능력과 같은 뇌 기능이 향상되었음을 밝혀냈다.

나는 현재 동료 연구원 마이클 트래노비치, 에밀리 자오 등과 함께 지속적인 운동이 연령별, 교육 수준별로 운동을 하는 사람과 그렇지 않은 사람들의 뇌 기능에 어떤 영향을 미치는지 알아보기 위해 마스터 운동선수master athlete를 대상으로 실시한 연구인 '프리마PRIMA'를 거의 완성해가고 있는 상태다. 지금까지의 연구 결과는 지속적인 운동을 하면 나이가 들어서도 의사결정능력, 기민한 판단력, 기억력, 문제 해결능력을 모두 그대로 유지할 수 있다는 사실을 분명하게 보여주고 있다.

지속적인 운동과 행복

지속적인 운동이 현명함을 유지하는 데에만 효과가 있는 것은 아니다. 현재 일련의 인상적인 논문들은 운동과 행복이 관계가 있음을 잘 보여주고 있다. 나는 자주 버몬트 대학의 제레미 시볼드의 말을 인용하는데, 그는 아침에 간단한 운동을 하면 12시간 동안 기분이 좋아진다는 연구 결과를 제시하고 있다.

간단한 운동만으로도 그 어떤 약으로도 경험하지 못했던 머리가 맑아지는 효과를 본다. 20분간 집중적으로 운동하면 충분히 생성된 엔도르핀은 기분을 좋아지게 하고, 아드레날린은 뇌의 집중력을 높여주고, 도파민과 세로토닌은 뇌를 평온하게 해 불안을 가라앉히고 행복감을 주며, 엔도카나비노이드는 스트레스, 고통, 불안을 완화시킨다.

운동이 뇌에 미치는 가장 놀라운 효과는 우울증을 예방하고 치료하는 능력의 향상일 것이다. 우울증은 나이가 들어감에 따라 발병 위험성이 높아지는 매우 골치 아픈 질병이다. 많은 연구진이 운동으로 약물치료만큼의 효과를 거둘 수 있다는 사실을 발견해냈다. 듀크 대학의 제임스 블루멘털 교수 연구진은 우울증을 치료할 때 약물치료와 운동을 병행하면 피실험자의 증세가 급격히 완화되고 연구가 끝난 뒤에도 이런 효과가 6개월까지 지속된다는 사실을 밝혀냈다.[11]

이런 모든 데이터는 뇌의 기능을 향상시키기 위해 운동하려는 사람들을 고무시킨다. 이제 지속적인 운동이 가져다주는 효과가 무엇인지 좀 더 자세하게 알아보도록 하자.

지속적인 운동과 뇌 기능 향상

에밀리 자오, 마이클 트래노비치와 함께 나는 과학자들이 운동이 뇌와 기분에 어떤 예방효과를 준다고 얘기했는지를 종합적으로 알아보기 위해 22년간의 인지연구 데이터들을 분석해 2014년 그 결과를 발표했다.[12] 우리가 알아낸 바는 다음과 같다.

- **운동이 뇌 기능을 향상시켜 현명해진다** 심혈관 건강이 뇌 기능과 밀접한 관계가 있다. 특히 심혈관 건강이 뇌 구조를 유지하는 것과 연관될 때는 더욱 그러하다. 심혈관 건강이 좋아지면 해마와 같이 뇌에서 기억을 담당하는 부분의 크기가 증가한다. 그 결과 기억력이 향상되는 것이다. 기억력과 공간개념을 담당하는 해마는 뇌신경생장인자BDNF가 방출됨으로써 그 기능을 유지한다.
- **운동은 기억력을 포함한 중요한 인지 기능을 향상시킨다** 뇌 백질white matter(회백질 사이를 연결하는 조직으로 정보를 전달하는 통로로 알려져 있다)이 줄어들면 인지장애, 치매, 알츠하이머가 발생하며 인지능력 노화현상의 큰 원인이 된다. 뇌 실행 기능(특히 계획능력, 기억력, 주의력, 문제해결 능력, 언어 추리력)은 특히 섬모대cingula(세포 주위를 따라 둥글게 고리 모양으로 된 홈)라고 하는 뇌의 한 부분이 통제한다. 60세 이상의 사람들에 대한 횡단연구(동시적으로 각 연령단계에서 대상을 표집·측정해 연령단계별로 대푯값을 구한 후

그 값을 연결시켜 발달적 경향을 추정하는 연구방법)에서 건강한 사람들의 섬모대는 구조적으로 매우 안정된 상태인 것으로 나타났다. 섬모대를 최상의 상태로 유지하면 인지능력이 향상된다.

- 여러 가지 운동을 동시에 할수록 뇌 기능은 향상된다 책을 읽고 껌을 씹으며 친구와 얘기를 하고 러닝머신에서 달리기를 동시에 할 수 있다면, 운동을 통해 뇌 기능을 최대화할 수 있는 능력을 갖춘 사람이다. M. P. 박스텔과 워즈텍 얀 자이코는 세밀하고 인지적인 주의가 많이 필요한 운동이 효과가 가장 좋다는 사실을 밝혀냈다.

뇌에 대한 질의응답

내가 부모님께 신체-뇌-행복의 관계에 관해 이루어진 모든 선구적인 연구에 대해 얘기할 때마다, 그분들은 처음에는 흥분된 반응을 보이곤 했다. 또한 이에 대한 구체적인 질문을 던지곤 한다. 그중 가장 일반적인 질문 몇 가지를 소개한다.

- 뇌 기능을 제대로 유지하려면 어느 정도 운동을 해야 하는가? 간단하게 대답하자면 매일, 남은 생애 내내(강도는 완화되겠지만) 해야 한다는 것이다. 사람들의 탄식 소리가 들리는 듯하다. 6개월 혹은 1년 간 유산소 운동을 하면 뇌신경생장인자와 해마의 크기가 증가하고 그 결과 인지능력 또한 향상된다는 사실이 증명되고 있다. 또한 커크 에릭슨은 매년 해마의 용적이 증가하면, 나이에 따른 뇌 기능의 상실분을 반으로 줄일 수 있다는 사실을 구체적으로 제

시하고 있다.[13]

- 이미 건강한 상태인데도 운동을 하면 뇌 기능이 향상되는가? 그렇다. 두 달간 유산소 운동을 하면 기억력과 학습능력이 증가한다. 3개월 간 1주일에 90분씩 걷기 운동을 하면 실행기능, 운동기능이 향상된다. 이런 결과는 젊은이들뿐만 아니라 노인들에게도 마찬가지로 나타난다.

- 병을 앓고 있는데도 운동이 뇌 기능을 향상시킬 수 있는가? 운동이 시간을 되돌릴 수 있는가? 그렇다. 운동의 효과를 연구한 자료를 보면, 4~6개월에 걸쳐 운동을 하면 나이와 관련된 신경질환 위험성이 줄어들고 알츠하이머 질병을 앓고 있는 환자들의 인지 기능이 향상되는 것으로 나타났다.

우리는 지속적인 운동이 인지 기능을 향상시키고 유지시키며, 뇌 기능과 백질의 기능을 향상시킴으로써 치매와 신경 퇴행성 질환의 위험을 감소시키는 역할을 한다는 사실을 확인했다. 건강한 신체와 뇌를 유지하면서 오래 살기를 원한다면, 운동이 그 열쇠가 된다는 것이 확실해진 것이다.

05

F.A.C.E.를
끌어올리는 법

병원을 찾지 않고 운동할 수 있는 방법은 무엇인가? 부상은 활동적인 사람이 운동을 그만두고 소파에 오르는 첫 번째 이유이며, 몸을 별로 움직이지 않는 생활습관이 있는 사람들이 시간외 근무를 회피하는 많은 이유 가운데 하나다.

나는 심정적으로는 내가 26세라고 생각하지만, 40대 후반에 접어든 이후 내게는 기능을 극대화하고 부상 위험을 최소화할 수 있도록 전체적으로 몸의 균형을 잡을 필요가 있다. 이는 당신도 마찬가지다. 내가 제시하는 마흔 이후의 피트니스는 당신의 미래를 마주하라face는 것이다. F.A.C.E.는 마흔 이후의 피트니스를 위한 네 가지 요소를 의미한다.

- F-유연성 운동Flexibility
- A-유산소 운동Aerobic exercise
- C-근력 운동Carry a load
- E-균형 운동Equilibrium/balance

F-유연성 운동

근육과 힘줄은 나이가 들어가면서 자연적으로 매년 수축되고 경직된다. 그리고 심지어 어린이들도 근육이나 힘줄이 '지나치게 수축되어' 부상을 당할 수 있다. 40세가 넘어가면 이런 수축현상과 경직현상이 나타나고 부상 위험은 더욱 커진다. 그래서 유연성을 유지하려면 매일 운동해야 한다.

6장에서는 유연성 운동으로 건강을 유지하는 방법을 소개한다. 이 책의 초판을 출간한 이후 나는 폼 롤링foam rolling, 동적 스트레칭Dynamic Stretching과 준비운동, 세 가지 동작으로 이루어지는 정적 스트레칭Static Stretching의 효과를 확신하게 되었다. 실행하는 방법은 6장에서 설명하겠다.

A-유산소 운동

유산소 운동을 하고 나서는 휴식을 취하라. 유산소 운동인 스피드 플레이 또는 파틀렉fartlek(스웨덴어로 육상에서 속도와 거리를 달리해가면서 하는 훈련)의 장점은 나이나 수준에 상관없이 건강을 한 단계 끌어올릴 수 있다는 것이다. 자신과 경쟁하고 있다는 점을 명심하라.

7장에서는 집중적인 유산소 운동(이는 수년간 운동을 하지 않았던 사람들에게도 가능하다)으로 심혈관 건강을 최고로 끌어올릴 수 있는 (그리고 다음으로 전체적인 건강을 최대화하는) 방법을 소개하겠다. 이는 신진대사 효과를 최대화하기 위해 단계적 과부하progressive overload의 원칙에 따라 운동량을 조절하고, 그렇지 않을 경우 나타나는 결과가 전체적인 계획을 어떻게 망가뜨리는지를 염두에 두고 이루어져야 한다.

C-중량 운동

헬스 기구는 사용하지 마라! 29년간 나는 운동선수와 운동을 열심히 하는 사람들을 돌보고 있는데, 지금껏 그 누구도 헬스장에서 훈련하던 대로 실생활에서 근육을 사용하는 경우를 보지 못했다. 그 이유 가운데 하나는 헬스장에서는 중력 혹은 지면이 그들에게 가하는 힘은 고려치 않은 채 레그 프레스에 앉아 쇳덩어리를 들어 올리는 하나의 동작으로 대퇴 사두근을 '강화'할 수 있다고 가르치기 때문이다. 실생활에서 우리는 세탁물 바구니를 들어 올리려고 다리를 굽힐 때나 중력이나 바닥의 반작용을 받으면서 계단을 오를 때, 대퇴 사두근의 중심부와 양 옆 부분을 사용한다. 근육을 사용하는 방법에 맞게 운동해야 하는 것이다.

8장에서는 근력 운동으로 근육을 강화하는 방법을 자세히 설명한다. 그리고 3단계 동작과 중력 혹은 몸의 실제 움직임에 따라 나타나는 지면의 반작용을 이용한 각 근육 운동의 기본을 다시 한 번 다룬다. 또한 자신에게 맞는 운동을 어떻게 계획할 것인가도 설명한다.

지난 5년간 내가 깨달은 바는 사람들은 매우 구체적인 프로그램을 원한다는 사실이다. 이것이 개정판에 9가지의 20분 운동(20 Minutes to Burn)을 추가하고, 각자가 활용할 수 있는 시간에 따라 이 운동을 20분, 40분, 60분간 실행하는 방법을 제시한 이유다. 이 운동 프로그램은 6주에 걸쳐 이루어진다.

이 운동은 오랜 시간 수많은 사람을 통해 그 효과가 입증되었다. 부상 위험은 최소화하고 효과는 최대화하는 프로그램이다. 또한 20분 운동을 차례로 실행함으로써 일거양득의 효과를 볼 수 있다. 즉 분명한 운동 효과를 볼 수 있을 뿐 아니라 시간이 없다는 핑계를 댈 필요도 없다. 우리는 모두 운동에 투자하기 위해 20분 정도는 낼 수 있기 때문이다.

E-균형 운동

효과를 최대화하고 건강을 최고로 유지할 수 있는 최종적인 신체 운동은 균형 운동이다.

서서히 오른발을 들고 균형을 잡아보라. 25초 이상을 이런 자세를 유지한 다음엔 눈을 감아보라. 그러면 여러분은 기울어진 피사의 사탑이나 런던 브리지와 같은 모습을 하게 된다.

페이싱에 대해 얘기할 때 나는 종종 강연을 멈추고 청중들에게 다리 하나를 들고 서보라고 주문한다. 그러면 강의실 안의 모든 사람이 넘어지는 모습을 지켜볼 수 있다. 이것이 9장에서 균형감각을 제어하고 3단계 동작으로 다리를 딛고 일어설 수 있게 하는 신경근 경로 neuromuscular pathway를 강화하는 방법을 설명한 이유다.

현재 건강 상태는?

나는 건강 상태에 따라 사람들을 네 등급으로 나누고 각각 어떻게 운동을 시작할지, 어떤 목표를 세워야 하는지를 밝혔다. 표 1을 참조해 자신의 상태를 지금 체크해보자.

등급	현재 상태	목표
상위 집단	• 매일 운동 • 경쟁력 있음 • 건강이 매우 좋고 신체단련을 계속함	• 운동 능력 최대화 • 부상 방지
양호 집단	• 1주일에 2~3회 운동 • 건강이 양호하고 신체단련을 계속함	• 운동 효과의 증가와 유지 • 부상 방지
독립 집단 (성인 운동층과 과거에 운동을 잠깐 했던 사람)	• 독립적인 생활 • 운동을 하지 않음 • 건강이 좋지 않으며 신체단련이 필요함	• F.A.C.E. 운동을 통해 신체 건강을 찾을 것(즉, 신체 에너지를 회복할 것) • 수준에 맞는 운동을 할 것
하위 집단	• 일상에서 기본적인 활동만 함 • 독립적인 삶을 유지하지 못함 건강이 안 좋음	• 기본적인 운동을 계속하고 운동 강도를 높일 것 • 힘을 강화하고 독립심을 키울 것

표 1 | 건강의 네 등급

하위집단에 속하는 이들도 있을 것이다. 실망할 필요는 없다. 마리아 피아타론 시드니대 의대 교수는 양로원에 있는 90세 이상의 노인들을 대상으로 6주간 근력 운동 프로그램에 참여시키는 기념비적인 연구를 진행했다. 그 결과 이런 노인들마저도 운동을 하면 힘과 정력이 증가한다는 사실이 밝혀졌다.

독립 집단에 속할 수도 있다. 그렇다면 여러분은 건강하게 나이 들어가는 데 가장 중요한 요소로서 지속적인 운동을 꼽으면서도, 아직 건강을 위해 매일 투자하지 않는 50세 이상의 78퍼센트에 속한다. 건강을 비축해두는 것을 돈을 저축하는 것에 빗대어 생각해보자. 대부분은 매일 일하고 돈을 번다. 그리고 벌어들인 돈의 일부를 미래를 위해 투자한다. 마찬가지로 미래의 건강을 위해 매일 투자를 해야 한다. 매일 운동하지 않으면 그날그날을 살아갈 수는 있지만 유사시에 건강을 보장할 수 없다. 병이 들거나 비축해둔 육체 에너지를 끌어다 써야 할 때 은행 잔고는 이미 텅 비어 있는 것이다.

자신에게 맞는 계획을 세워 F.A.C.E. 원칙(6장과 9장에서 설명)을 이용하는 것을 목표로 삼아라. 그러면 다음 단계, 즉 '양호' 단계로 올라설 수 있다.

06

F—유연성 운동

몸이 '너무 뻣뻣'하면 어린아이라 해도 부상을 당할 수 있다. 40세 이후에는 이전보다 부상당할 위험이 더 크다. 이것이 당신이 매일 유연성 운동을 해야 하는 이유다.

몸을 유연하게 유지하는 것이 건강에 좋다는 것은 누구나 알고 있다. 하지만 유연성은 무시하기도 쉽고 실제로 많이 무시하는 부분이기도 하다. 반복되는 부상 때문에 진료실에 자주 찾아오는 이들 중 다수는 몸이 널빤지처럼 뻣뻣하다. 이들의 햄스트링이나 종아리, 어깨아 허리는 모두 뻣뻣하기 그지없다. 계속되는 뻣뻣함 때문에 부상이나 골절이 생기기 쉽다. 이들의 문제는 살아온 세월 탓이 아니라 근육의 길이 탓인 경우가 많다.

유연성이란 동작할 때 관절이 사방으로 움직일 수 있도록 근육을 늘려주는 능력이다. 근육의 유연성을 유지함으로써 경기력을 끌어올리고 부상을 방지하고 통증을 줄이며 부상에 따른 재활 치료를 쉽게 할 수 있다. 휴식기에 근육은 (그리고 뼈에 붙어 있는 힘줄은) '주름이 져서 오그라든' 상태가 된다.(휴식기에는 아코디언 같이 접힌 형태가 된다는 과학적 표현이다.) 이들이 만성적으로 짧아진 상태에서는 근육과 힘줄은 관절이 마음대로 움직이는 것을 방해하는데, 그러니 걷는 방식이나 자세 등이 변하고 특히 골프를 칠 때 스윙 자세도 달라진다. 이뿐 아니라 경직된 근육이나 힘줄은 책상 서랍에 보관하고 있는 낡고 바싹 건조해진 고무줄과도 같다. 잡아당기기만 해도 낡은 고무줄이 '핑' 하고 끊어지는 것처럼 말이다.

론은 엘리트 단거리 주자로 우리 경기능력향상센터에서 훈련을 받고 있었다. 엄청난 열정과 고도의 집중력을 발휘해 트랙을 폭발적으로 달리는 선수였다. 론이 나를 처음 찾아온 이유는 햄스트링(허벅지 뒤쪽의 근육으로 무릎을 힘 있게 굽힐 수 있도록 함)의 통증 때문이었다. 자세히 검사해보니 론의 햄스트링은 기타 줄처럼 팽팽해져 있었다. 고관절을 이완시킨 상태에서 다리를 공중으로 뻗게 하자 거의 손가락으로 '튕길' 수 있을 정도가 되었다. 단거리 주자로서 이는 위험한 상황이다. 특히 근육과 힘줄의 노화가 진행 중인 중년층 육상 선수라면 더욱 그랬다. 하지만 론의 트레이닝에는 규칙적인 스트레칭이 포함되어 있지 않았다. 우리는 유연성의 중요성과 우선시해야 할 부분이 무엇인지에 대해 오랫동안 얘기를 나누었다. 론은 F.A.C.E.가 아닌 20대 때부터 해오던 방식대로 트레이닝을 계속하고 있었다. 하지만 불행히도 그는 햄스트링을 경직시키는 방식의 트레이닝을 하루아침에 그만둘 수 없었고 결국 부상을 당하고 말았다.

다른 예를 하나 더 들어보자. 노인들이 다리가 굽은 채로 힘겹게 걸어다니는 것을 본 적이 있을 것이다. 물론 여러 가지 이유가 있겠지만, 무릎이 굽어지는 가장 큰 이유는 햄스트링이 짧아졌기 때문이다. 햄스트링은 골반에서부터 다리 아래쪽까지 연결해주는 허벅지 뒤쪽에 있는 커다란 근육이다. 햄스트링은 걸을 때나 좀 더 활동적인 운동을 할 때 무릎을 접었다 폈다 할 수 있도록 해주는 고무줄이다. 수년 동안 쪼글쪼글해져 있던 햄스트링은 점점 짧아진다. 하지만 대퇴부의 뼈는 짧아지지 않아 골반과 다리 아래쪽의 거리를 좁힐 수 있는 유일한 방법은 무릎을 구부리는 것뿐이다. 무릎을 구부리고 허리를 쭉 편 채로 똑바로 걷는 것은 불가능하므로 어쩔 수 없이 엉덩이를 뒤로 빼고 노인처럼 구부정하게 걸을 수밖에 없다.

유연성 운동은 모든 종류의 부상, 특히 건염(2장에서 살펴보았다)을 예방하는 데 있어서 필수적이다. 건염을 예방하기 위해 힘줄과 뼈와 연결된 부분이 덜 당기도록 규칙적으로 근육을 스트레칭해줘야 한다. 건염이 생겼더라도 건병증tendonosis이라는 심각한 단계로 발전하지 않도록 즉각적으로 치료하는 것이 중요하다. 비록 당신이 지난 수년 동안 몸을 쭉 뻗어 발가락에 손이 닿도록 해본 적이 없다 할지라도 스트레칭을 통해 유연성을 얻기에는 아직 늦지 않았다.

내가 초판을 쓴 이후로 폼 롤러를 이용한 운동, 동적 스트레칭, 워밍업, 세 단계의 정적 스트레칭은 운동에 관한 내 신념에 있어서 매우 중요하게 되었다.

유연성에 관한 진실

다음은 유연성을 되찾고 유지하기 위한 과학적으로 증명된 불편한 진실이다. 첫 번째 매일 스트레칭을 해라. 그렇다. 매일 해야 한다! 이렇게 얘기하면 종종 환자들은 "대체 그럴 시간이 어디 있습니까?"라는 눈빛으로 나를 쳐다본다. 그러면 나는 "네, 그럼요! 일단 침대에서 나와서 샤워하고 15분 동안 스트레칭을 한 다음 하루를 시작하세요! 만약 아침에 시간이 없으면 점심시간 한 시간 중에서 15분은 운동하는 데 사용하세요"라고 대답한다.

수축된 근육을 부드럽게 하기 위해 폼 롤러를 사용하는 것도 좋다. 단단한 튜브의 돌기 부분은 신이 준 선물이라 할 만하다. 폼 롤링이 처음에는 고통을 주지만, 활동조직이 풀리면서 수축된 근육과 힘줄이 늘어나면 이 고통이 '매우 좋은' 효과가 있다는 사실을 알게 될 것이다. 아침에 일어나 뜨거운 물로 샤워하고 맨 먼저 폼 롤링을 하면 몸 근육이 하루 종일 유연한 상태를 유지한다.

다음 페이지에 매일 해야 하는 6가지 동적 스트레칭과 준비운동, 11가지 정적 스트레칭의 개요를 설명해놓았다. 15분이면 충분히 소화할 수 있다. 그리고 각 과정에 들어가기 전에 30초간 천천히 스트레칭을 하는 것이 가장 중요하다.(이 추가 과정은 당신께 드리는 보너스다.)

아침에 유연성 운동을 할 여유가 없다면, 점심시간을 45분으로 줄이고 15분간 스트레칭하라.(스트레칭은 땀이 나지 않기 때문에 운동복으로 갈아입을 필요가 없다.) 그렇지 않으면 저녁에 TV를 보면서 해도 된다. 전 과정을 한 번에 할 필요 또한 없다. 스트레칭을 하루에 몇 번으로 나누어 하거나 신체 부위별로 나눠서 해도 상관없다.

나는 폼 롤링, 동적 스트레칭, 정적 스트레칭으로 근육과 힘줄의 유연성을 끌어올리는 방법을 가르치고 있다. 유산소 운동에 앞서 폼 롤링으로 문제가 있는 신체부위를 유연하게 할 수 있다. 동적 스트레칭과 준비운동 역시 유산소 운동에 앞서 실행하지만, 이 과정이 강도 높게 충분히 이루어졌다면 유산소 운동을 일부 대체할 수도 있다. 정적 스트레칭(30~60초간 몸을 움직이지 않은 상태에서 스트레칭을 하는 것)은 준비운동을 하고 난 상태에서 해야 한다.

폼 롤링

"지금 당장 폼 롤러를 구입하라!" 나는 나이와 운동 수준에 상관없이 내가 담당하는 거의 모든 운동선수에게 일상적으로 이 말을 한다. 폼 롤링은 운동하기 전에(혹은 아무 때나 해도 상관없다) 수축된 힘줄과 근육을 늘여주고 문제가 있는 신체 부위의 기능을 강화시켜주는 효과가 놀라운 운동이다. 거실 바닥에서 TV 뉴스나 쇼프로그램을 보면서 할 수 있는 폼 롤링은 당신의 신체와 뇌 기능을 최대화시켜주는 매우 훌륭한 운동이다.(그림 1~5는 폼 롤러를 신체의 다양한 부분에 어떻게 적용하는지를 보여준다.)

기본적으로 폼 롤러는 조직에 생긴 상처를 치유하고 뭉친 근육을 풀어줘 문제가 있는 부위에 흐르는 혈류를 증가시킨다. 이 기구는 특히 다리 근육과 고관절에서 무릎에 이르는 장경인대의 조직을 강하게 스트레칭 하는 데 좋다. 폼 롤러 위에 누워 상체를 앞뒤로 움직이는 것만큼 쉬운 운동도 없다. 폼 롤링 운동을 쉽게 할 수 있는 부위는 장경인대, 대퇴 사두근, 햄스트링, 엉덩이 근육, 종아리 근육이다.

01 _ 운동할 근육 밑에 폼 롤러를 댄다.

02 _ 폼 롤러에 모든 체중을 싣는다.

03 _ 상체를 이용해 몸을 앞뒤로 천천히 움직인다.

04 _ 이를 각 해당 근육에 대고 5번 반복한다.

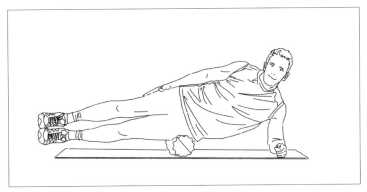

그림 1 | 장경인대 폼 롤링

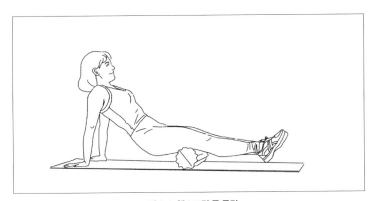

그림 2 | 햄스트링 폼 롤링

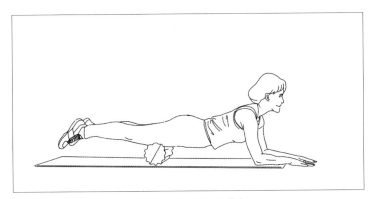

그림 3 | 대퇴 사두근 폼 롤링

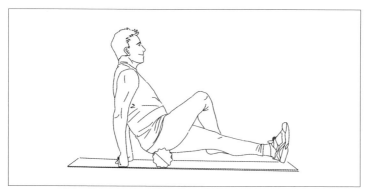

그림 4 | 엉덩이 근육(둔근) 폼 롤링

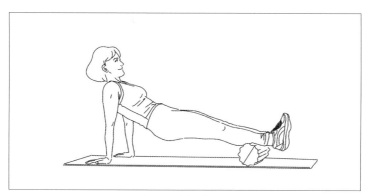

그림 5 | 종아리 근육 폼 롤링

동적 스트레칭과 준비운동

준비운동은 체온을 올리는 것 이상의 효과가 있다. 준비운동은 활동 근육에 혈류를 증가시킴으로써 근육의 수축작용(주동기능)과 이완작용(길항기능)을 원활히 하며, 경직된 힘줄과 근육을 풀어주고 근육의 온도를 높이며(산소가 공급되고) 근육 신진대사를 활발하게 한다. 간단히 말해 누구든 상관없이 준비운동을 잘 하면 부상 위험이 줄어든 상태에서 최대의 운동 효과를 낼 수 있다.

달리기 전에는 걷기나 천천히 달리기, 수영하기 전에는 수영장을 천천히 몇 번 왕복하는 형태로 할 수 있다. 동적 스트레칭과 준비운동은 가볍게 할 수 있는 동작이며, 심장박동과 근육에 혈액 공급을 원활하게 해준다. 이렇게 되면 차가웠던 몸이 따뜻해지며 본격적인 운동을 할 준비가 된다.

동적 스트레칭과 준비운동 중 가장 좋은 방법은 각 운동 사이사이에 50~80센티미터의 보폭으로 걷거나 가볍게 달리는 것이다.(혹은 계단 오르기, 사이클링, 수영 등과 같은 유산소 운동을 할 수도 있다.) 이는 7장에서 자세히 설명할 파틀렉 운동 개념과 유사하다. 동적 스트레칭과 준비운동은 그 자체로 근육의 강도와 힘, 민첩성을 강화하는 역할도 한다. 동적 스트레칭을 하면 근육이 늘어나고 다시 수축하는 과정이 보다 효율적으로 이루어진다. 전통적인 정적 스트레칭은 준비운동이 끝난 다음에 해야 한다.

동적 스트레칭과 몸풀기는 운동의 성격, 근육, 관절, 운동에 필요한 특별한 동작에 따라 달라질 수 있다. 하지만 다음에 제시하는 스트레칭 동작은 모든 운동을 실행하기 전에 적용할 수 있다.

고관절 돌리기

이 운동은 몸 중간부와 고관절 부분의 앞뒤 대근육을 풀어주기 위한 것이다.

01 _ 손을 허리에 대고 양발을 붙인다.

02 _ 다리를 직각으로 세워 들어 올려 엉덩이 높이까지 오게 한다.(그림 6) 들어 올린 다리를 바깥쪽으로 벌린 다음(그림 7) 내려놓는다.

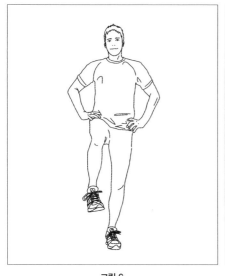
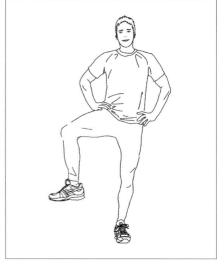

| 그림 6 | 그림 7 |

03_다시 다리를 옆으로 벌린 상태에서 구부려 엉덩이 높이까지 들어
　　올리고 앞쪽으로 모은 다음 내려놓는다.

04_1~3번 동작을 10회 반복한다.

05_반대쪽 다리로 같은 동작을 실시한다.

런지lunge(하체 강화 운동)

이 운동은 고관절을 워밍업해줄 뿐 아니라 굴근을 스트레칭해준다.

01_양발을 붙이고 똑바로 선다.

02_한쪽 무릎을 세워 가슴에 붙도록 두 팔로 안는다.(그림 8) 그런 다
　　음 다시 다리를 내려놓는다.

03_같은 쪽 무릎이 앞으로 튀어나오지 않고 발목과 일직선이 되도록
　　구부려 런지 동작을 해준다.(그림 9)

04_뒤쪽 다리를 앞으로 당겨 다시 똑바로 몸을 세운다.

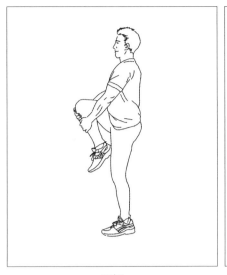

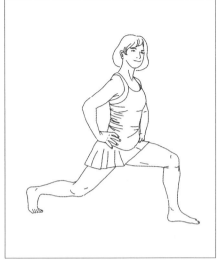

그림 8 그림 9

05＿같은 다리로 1~4번 동작을 10회 반복한다.

06＿반대쪽 다리로 바꾸어 같은 동작을 실시한다.

액티베이터Activator

이 운동은 보기보다는 어려운데, 허벅지 뒤쪽을 관통하는 햄스트링과 종아리 근육을 스트레칭해주면서 다리 전체를 풀어주는 효과가 있다.

01＿팔굽혀 펴기 자세를 취한다.(그림 10)

02＿손을 바닥에 붙인 채 다리를 천천히 손이 있는 쪽으로 움직인다.(그림 11) 발꿈치를 바닥에서 들어 올려도 된다.

03＿다리 뒤쪽이 당기는 느낌이 들 때까지 다리를 계속 손 쪽으로 당긴다.

04＿다리가 당기는 느낌이 들면 다리는 가만히 두고 천천히 양손을

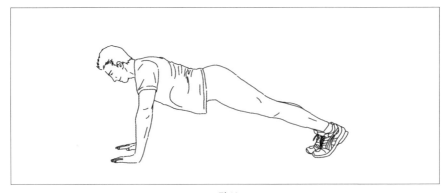

그림 10

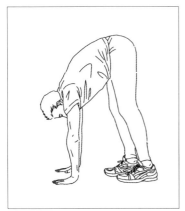

그림 11 | 양발을 앞으로 옮긴다

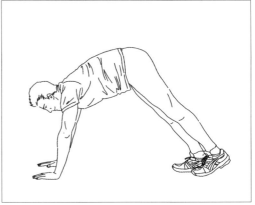

그림 12 | 양손을 앞으로 옮긴다

앞으로 옮기다가(그림 12) 팔굽혀펴기 자세가 되면 멈춘다.

05_ 1~4번 동작을 5~10회 반복한다.

발끝과 발꿈치로 걷기

발끝으로 걷기는 종아리와 다리 아래쪽을 푸는 데 매우 효과적이다.
또한 발꿈치로 걸으면 발목과 다리 앞쪽을 풀어주는 데 좋다. 하지만

라이트 박사의 마흔 이후의 피트니스

이 운동을 하는 동안 다리에 통증이 온다면 멈춰야 한다.

01 _ 발끝을 앞쪽으로 향한 채 발끝으로 20미터를 걷는다. 걷는 동안 다리도 최대한 반듯하게 펴는 것이 좋고 (적어도 처음에는) 보폭을 짧게 해서 걷도록 한다.

02 _ 발을 바깥쪽으로 향하게 해서 발끝으로 20미터를 걷는다.

03 _ 같은 자세로 발꿈치로 20미터를 걷는다.

04 _ 발꿈치로 걸으면서 1~3번 동작을 반복한다.

깡충 뛰기

깡충 뛰기 동작은 아이들만 하는 것이 아니다! 몸을 풀어주기에 아주 효과적인 운동이다. 깡충 뛰기 동작은 달리기할 때 다양하게 이용할 수 있다. 마라톤을 하다가 지치거나 지루한 순간이 오면 나는 분위기 전환을 위해 몇 백 미터를 깡충 뛰기 동작으로 달리기도 한다.

01 _ 20미터를 깡충 뛰기 하는데 착지할 때 발바닥이 땅에 닿도록 하고 발끝은 앞으로 향하게 한다.

02 _ 무릎을 구부린 채 높이 뛰어오른 다음 보통 걸음보다 큰 보폭으로 20미터를 깡충 뛰기 한다.

리듬 바운딩Rhythm Bounding

바운딩, 말 그대로 뛰어 오르다. 발을 공중으로 높이 솟구쳐 올리며 뛰는 것이다. 무릎을 높이 올리고 천천히 조깅하는 것과 같다.

01 _ 탄성이 있는 고무로 된 트랙이나 잔디밭에서 짧은 걸음으로 높이 솟구쳐 오르면서 조깅하되 발끝이 아닌 발바닥으로 착지하도록 한다.

02 _ 한쪽 발이 땅에 닿은 후에 다른 쪽 다리를 위로 튕겨 올려준다.

이렇게 하면 스프링을 감는 것과 같은 효과가 있어 발목과 다리를 풀어준다. 같은 동작을 반복하면서 튀어 오르듯 앞으로 나간다.

정적 스트레칭

몸의 유연성은 스트레칭의 빈도수나 지속 시간에 달려 있다. 65세 이하인 경우 고통스럽지 않고 가볍게 몸이 당기는 느낌을 받을 만큼만 정적 스트레칭을 하면 가장 효과적이다.(천천히 스트레칭을 하면 근육 섬유가 찢기거나 손상되지 않는다. 근육이 찢어질 경우 회복되는 과정에서 흉터가 남으면서 매우 경직되므로 천천히 스트레칭하는 것이 매우 중요하다.) 그 상태에서 30초 동안 스트레칭을 지속하는 것이 좋다. 스트레칭하는 것이 하지 않는 것보다는 낫지만 30초 이하의 스트레칭은 그 효과가 덜하다. 30초 동안 스트레칭하고 나서 10초 동안 휴식한 다음 최대 네 번 정도 반복해서 스트레칭한다. 오랫동안 천천히 30초 스트레칭을 두 번째로 할 때가 가장 효과가 크다는 사실을 명심하라. 시간이 없다면 한 번만 스트레칭하는 것도 괜찮다. 만약 당신이 65세 이하라면 30초 이상, 4번 이상 반복적으로 스트레칭해도 어떤 추가적인 효과는 얻지 못한다.

하지만 65세 이상의 사람들에게는 지침과 효과가 조금 바뀐다. 65세 이상이라면 스트레칭을 60초 이상 할 필요가 있다. 또한 4번 반복해야 한다.

한 가지 유형의 스트레칭은 하루에 한 번 하는 것이 좋다. 당신은 같은 유형의 스트레칭을 필요한 만큼 반복할 수 있다.(왜냐하면 한 번 스트레칭을 했으면 몸은 그대로 유지하지 않으려는 것이 정상이기 때문이다.) 하지만 어떤 사람들처럼 한 번에 20~30번을 반복하는 것은 불필요하다. 각 근육군을 위해서 하루에 한 가지 유형 이상의 스트레칭을 했다고 해서 그 효과가 배가된 것으로 밝혀진 바는 없다.

좋은 효과를 얻으려면 지속적으로 약 6주간은 스트레칭을 해야 하고 근육의 길이를 유지하기 위해서는 매일 해야만 한다. 연구 결과에 따르면 6주 동안 스트레칭하고 4주 동안 쉬면 한 번도 하지 않았던 원래 상태로 바로 돌아간다. 하지만 다시 시작하면 6주 후에는 이전의 유연성을 다시 회복할 수 있다.

앞서 설명한 것을 간추리면 다음과 같다.

- 65세 이하라면 스트레칭 동작을 한 번에 30초씩 하루에 네 번 반복하는 것이 좋다.
- 65세 이상이라면 스트레칭 동작을 한 번에 60초씩 하루에 네 번 반복하는 것이 좋다.

다시 말하자면 한 부위를 스트레칭하는 데 걸리는 시간은 약 2분 정도에 불과하므로 몸 전체를 스트레칭하는 데는 15분에서 20분이면 충분하다. 또한 느낌으로는 가능할 것 같지만 한쪽만 스트레칭하는 것은 다른 쪽의 유연성을 기르는 데 아무런 도움이 되지 못한다. 양쪽 모두 스트레칭해주는 것이 좋다.

다음에서는 일상적으로 할 수 있는 간단하고도 휴율적인 스트레칭 계획을 보여준다.

목, 등 윗부분, 가슴

많은 사람이 어깨와 목을 연결하는 근육 중 하나인 승모근과 등 위쪽에 늘 뻐근함을 느끼며 살아간다. 승모근은 긴장하고 뭉치면 머리 뒤쪽과 측면에 두통을 유발한다. 다음의 스트레칭과 일련의 동작은 목과 등 윗부분이 뻐근하다고 느낄 때마다 해줘야 한다.

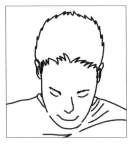

그림 13

목 부위 동작

이 운동을 천천히, 반복해서 하다보면 턱을 앞에서 옆으로, 그리고 뒤쪽에서 옆쪽으로 움직이게 된다.

01 _ 앉은 자세에서 시작한다.

02 _ 턱을 앞으로 내밀고 목을 앞쪽으로 숙여서 턱이 가슴 쪽으로 향하도록 한다.(그림13) 목 뒷부분과 등 윗부분이 당기는 듯한 느낌이 들 것이다.

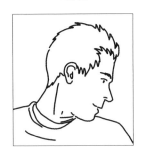

그림 14

03 _ 그다음 턱을 왼쪽 어깨 쪽으로 향하게 해서 어깨에 닿도록 한다.(그림 14) 턱이 어깨에 닿지 않는다 해도 걱정할 필요는 없다. 턱과 맞닿게 하기 위해 어깨를 들어 올리지 마라.

04 _ 목을 뒤쪽으로 젖혀서 턱이 천장을 향하게 한다.(그림 15) 목 뒷부분과 어깨뼈에 압박이 느껴질 것이다.

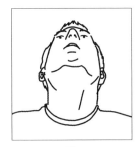

05 _ 마지막으로 턱을 돌려서 오른쪽 어깨로 향하게 한다.(그림 16) 역시 턱과 맞닿게 하기 위해 어깨를 들어 올리지 마라.

06 _ 처음으로 돌아가라.

그림 15

07_ 2~6번 동작을 네 번 반복하라. 머리를 척추뼈 위에서 움직이다 보면 우두둑하는 소리가 들릴 수도 있다. 통증이 없는 우두둑 소리는 괜찮다. 하지만 이런 동작을 하는 동안 팔 아래쪽으로 통증이 밀려오거나 손에 감각이 없어진다면 신경이 다치기 전에 동작을 멈추고 정형외과 의사와 진료 약속을 잡는 것이 좋다.

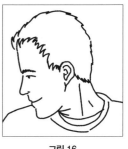

그림 16

어깨 돌리기

많은 사람이 책상 앞에 구부린 채 하루를 보낸다. 그러다보면 어깨가 앞쪽으로 구부정하게 되고 어깨뼈 사이에 있는 등 근육은 점점 약해지고 느슨해진다. 점점 어깨가 둥그런 자세로 고정되고 등 윗부분에 통증이 생기면서 키가 작아 보인다. 다음과 같은 어깨 돌리기 동작을 어깨가 푹 꺼지고 구부정해진다고 느낄 때 적어도 하루에 한 번 해주면 좋다.

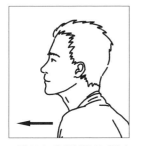

그림 17 | 어깨를 앞으로 내민다

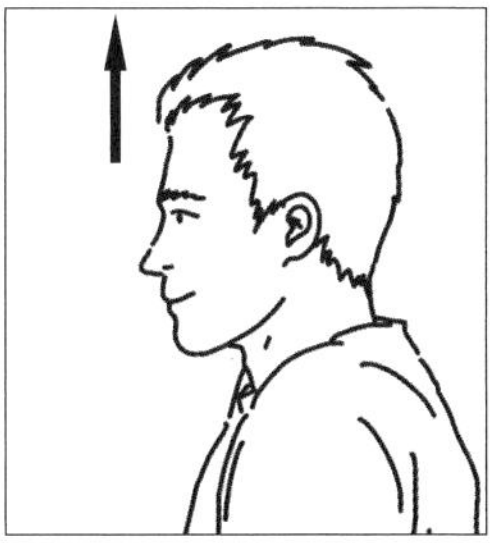

01_ 앉은 상태에서 어깨를 이완시킨다.

02_ 어깨를 앞으로 내밀면서 가슴 근육(흉근)을 풀어준다.(그림 17)

03_ 앞의 동작에서 이어지도록 천천히 어깨를 들어 올려서 어깨와 목 사이의 승모근을 풀어준다.(그림 18)

04_ 마지막으로 어깨 사이의 근육을 꽉 조이면서 어깨를 뒤로 뺐다가 아래로 내려준다.(그림 19와 20)

05_ 2~4번 동작을 네 번 반복한 다음 온종일 이와 같은 자세를 유지하도록 노력하라.

그림 18 | 어깨를 들어 올린다

이 동작을 하는 동안 등 윗부분 근육이 수축되고 어깨가 뒤쪽으로 향하도록 자세를 유지해야 한다. 또한 어깨가 움직일 때마다 가슴이 위로 나오게 된다. 동작하는 동안 의자에 꼿꼿이 앉은 자세를 유지하면 기분 좋게 만들어줄 것이다.

이 부분을 쓰면서 어깨 부위를 운동했더니 오른쪽 어깨뼈에서 툭 하는 소리가 났다. 하지만 어깨에 통증이 생긴다거나 관절이 잠기는 현상이 일어나지 않는 한 이런 툭 소리는 별 문제가 되지 않는다. 관절에서 툭 하는 소리가 들리는 것은 보통 뼈 위에 가로놓인 힘줄이나 인대가 움직이면서 생기는 현상이다.

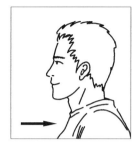

그림 19 │ **어깨를 뒤로 뺀다**

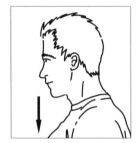

그림 20 │ **어깨를 내린다**

앉은 자세에서 승모근 스트레칭하기

이제 어깨를 원래대로 하고 등 윗부분이 펴진 상태에서 승모근 스트레칭을 한다.

01_ 앉은 자세에서 머리를 기울여 오른쪽 어깨로 향하게 한다.(이 모든 동작은 서서도 할 수 있다.)

02_ 오른손을 머리 꼭대기에 올리고 머리를 부드럽게 오른쪽으로 당긴다.(그림 21) 왼쪽 승모근이 스트레칭되는 느낌이 들 것이다. 또 왼손으로 왼쪽 목을 만지면 당겨진 근육이 스트레칭되는 것을 느낄 수 있다. 이러한 자세로 30초 동안 머물다가 이완시킨다. 호흡하면서 이 동작을 네 번 반복한다.

03_ 이제 머리를 왼쪽 어깨로 향하게 한다. 왼손을 머리 꼭대기에 올리고 부드럽게 당겨서 오른쪽 승모근을 스트레칭한다. 다시 30초 동안 한 다음 이완시킨다. 이 동작을 네 번 반복한다.

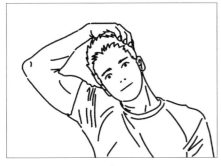 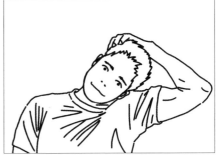

그림 21   그림 21

등 윗부분과 어깨 부위 스트레칭을 다양하게 하고 싶다면 어깨 돌리기 동작(이전 운동)에서 바로 승모근 스트레칭으로 넘어가면 된다. 승모근 스트레칭은 오른쪽을 한 다음 왼쪽을 한다. 그런 뒤 다시 어깨 돌리기 동작과 승모근 스트레칭을 네 번 반복한다.

가슴 스트레칭

등 건강의 비밀은 앞부분에 있다! 보통 이 말은 등 아래쪽과 중심부를 겨냥한 것이지만 등 윗부분과 어깨의 건강을 위해서도 가슴 근육의 스트레칭을 잊으면 안 된다. 운동을 많이 하는 사람들은 대개 흉근에 많이 집중하고 가슴 근육을 단련하는 데 신경을 쓴다. 누가 그걸 뭐라 하겠는가? 일단 보기 좋지 않은가! 문제는 너무 단단하고 조이는 가슴은 자세에 좋지 않으며 등에 긴장을 주기 때문에 위의 세 가지 운동 동작에 오히려 부담이 된다. 이제 가슴 스트레칭을 해보자.

01_ 구석이나 출입구 쪽에 선다.

02_ 팔을 어깨높이로 들어 올리고 팔꿈치가 90도 각도로 구부러지도록 자세를 취하며 손가락 끝이 천장을 향하도록 해서 손바닥을 벽에 댄다.

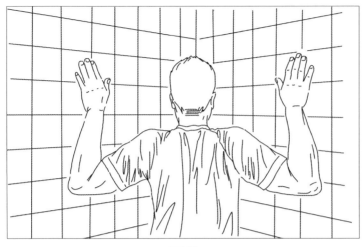

그림 22

03 _ 양발을 어깨너비만큼 벌리고 앞으로 몸을 내민다.(그림 22) 가슴
　　이 당기는 것을 느낄 수 있을 것이다. 만약 당기는 느낌이 들지
　　않으면 한 발자국 물러나서 다시 앞으로 몸을 내민다. 이 자세를
　　30초 동안 유지하고 이완시킨다. 네 번 반복한다.

어깨와 팔

어깨와 팔은 일상을 지켜주는 중추 역할을 한다. 하지만 우리는 통증
으로 움직임을 방해받거나 잠에서 깨어나서야 비로소 어깨와 팔이 얼
마나 소중한지를 깨닫는다. 다음의 스트레칭은 8장에서 다룰 '앞으로
의 피트니스'의 어깨와 팔 부분과 함께 최상의 컨디션을 갖춘 어깨와
팔을 위한 작은 걸음이 될 것이다.

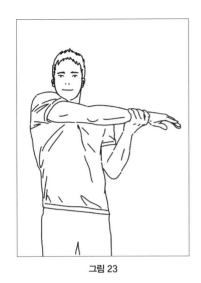

그림 23

어깨 스트레칭

매일 어깨를 사용하다보면 어깨의 앞부분이나 옆 부분을 움직이는 데는 별 문제가 없다. 하지만 어깨 뒷부분이나 회전근개(어깨 관절을 연결하는 네 개의 작은 근육)는 우리가 특히나 집중하지 않는 한 스트레칭이 잘 되지 않는다. 따라서 어깨 뒷부분을 유연하게 만드는 것이 회전근개가 어깨를 안정되게 유지할 수 있도록 하는 데 큰 도움을 준다. 이는 보통 사람뿐 아니라 투수와 같이 유능한 운동선수에게도 마찬가지다. 어깨 뒷부분의 유연성을 유지하는 것은 팔뼈가 어깨뼈 안쪽에 안정되게 자리 잡도록 하는 데 필수적인 부분이기도 하다.

01_양발을 어깨 넓이로 벌리고 선다.

02_오른팔을 어깨 높이로 올린 후 쭉 편 채로 왼쪽 어깨 쪽으로 가로질러서 움직인다.

03_왼팔로 오른팔을 가슴 쪽으로 바짝 당긴 다음(그림 23) 30초 동안 그 자세를 유지한다. 어깨 뒤쪽이 당기는 듯한 느낌이 나야 한다. 그런 다음 이완시킨다.

04_두세 번 반복하고 왼팔로 바꾼다.

삼두근 스트레칭

이 운동은 삼두근(팔 윗부분의 뒤쪽 근육)을 스트레칭하기 위한 동작이다.

01_양발을 어깨 넓이로 벌리고 왼팔을 만세를 부르듯 올린 다음 팔

꿈치를 구부려 손이 등 쪽으로 떨어지게
한다.

02 _ 오른팔을 올리고 팔꿈치를 구부려 오른손
으로 왼팔꿈치를 감싼다.(그림 24)

03 _ 부드럽게 왼팔꿈치를 당긴다. 왼팔 뒤쪽과
어깨 윗부분이 매우 당기는 느낌이 들 것
이다. 30초 동안 유지한 다음 이완시킨다.

04 _ 1~3번 동작을 네 번 반복한 다음 오른쪽
으로 바꾼다. 이 동작을 하는 동안 호흡을
하도록 한다.(아주 좋은 느낌이 든다.)

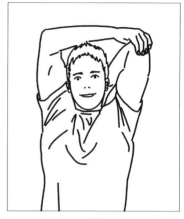

그림 24

등 아래쪽(허리)

"아이고! 허리야!" 대부분 한번쯤은 이런 소리를 내뱉은 경험이 있
을 것이다. 그렇다면 허리에서 가장 핵심적인 부분은 어디인가? 다
시 말해보자. 등 건강의 비밀은 앞부분에 있다! 8장 '앞으로의 피트니
스: 허리와 중심근육'에서 허리와 중심부를 강화하고 활성화할 수 있
는 동작을 배울 것이다. 중심근육은 우리 몸의 자연적인 웨이트 벨트
weight belt(잠수나 운동할 때 무게를 더하기 위해 착용하는 벨트·재킷)와도
같다. 중심근육을 찾으려면 허리에 손을 대고 가슴으로만 숨을 들이
쉬어 배가 홀쭉해지게 만든다. 배 안쪽의 근육이 단단해지는 것을 느
낄 수 있는가? 이것이 바로 중심근육이다. 중심근육은 척추에서 비
스듬히 몸 앞쪽까지 이어진다. 이 근육을 느낄 수 없다면 소변이 급할
때처럼 허리를 굽혀보라. 안쪽의 근육을 느낄 수 있을 것이다. 우리가

하는 모든 동작은 중심근육에서 시작한다. 내가 알기로는 이 부분은 운동 먹이사슬의 꼭대기에 속한다고 할 수 있다.

8장에서 좀 더 자세히 다루기 전에 허리가 끊어질 듯이 아프다면 어떤 조치를 취해야 할까? 등 아래쪽(허리) 스트레칭이 도움이 될 것이다.

등 아래쪽(허리) 스트레칭

척추 주위 근육의 여러 층과 중심근육 중 하나인 복사근은 똑바로 선 자세를 가능하게 해준다. 이 근육들은 척추나 척추 주변에 위치하는데 이 운동으로 허리를 스트레칭하고 풀어줄 수 있다.

01_ 먼저 무릎을 꿇고 앉는다.

02_ 앞에 놓인 피트니스 짐볼이나 의자에 손을 얹는다.

03_ 등을 평평하게 하고 팔을 앞으로 뻗으면서(그림 25) 엉덩이를 발쪽으로 내린다. 옆구리가 스트레칭되는 것을 느낄 수 있을 것이다.

04_ 호흡하면서 30초 정도 그 자세를 유지하다가 이완시킨다.

05_ 2~4번 동작을 네 번 반복한다. 그 다음에는 어깨 넓이로 양손을

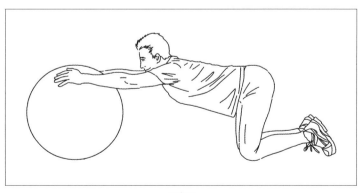

그림 25

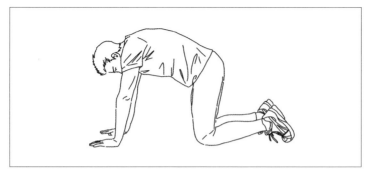

그림 26

바닥에 놓는다. 마치 기어가는 자세처럼 보인다.

06_ 엉덩이를 집어넣으면서 등을 부드럽게 천장으로 향하게 휜다.(그림 26) 30초 유지한 후 이완시킨다.

07_ 6번을 네 번 반복한다.

08_ 마지막으로 등을 구부린 다음 엉덩이를 발꿈치 쪽으로 내리고 팔을 앞으로 쭉 뻗은 다음 등을 이완시킨다.

고관절과 다리

스트레칭에는 여러 가지 방식이 있다. 또한, 여러 명의 코치와 운동을 해보면 각자 다른 방식의 스트레칭을 배울 수 있다. 다음에 소개하는 고관절과 다리 부분을 위한 스트레칭은 하체를 위한 일반적인 스트레칭이다. 늘 그렇듯이 30초 동안 동작을 유지하고 그 동작을 네 번 반복한다는 것을 명심하고 절대로 급하게 동작을 끊지 않도록 한다. 스트레칭하는 동안 균형을 잡는 것이 어렵다면 9장에서 다룰 균형감각을 되찾는 방법에 대한 내용을 읽고 가까이에 있는 물체나 대상을 잡고 스트레칭하도록 한다.

세 단계의 고관절 굴근 스트레칭

고관절 굴근에는 장요근이라 부르는, 하나의 힘줄에 연결되어 있는 두 개의 근육이 있는데, 이 근육은 고관절을 굽힐 수 있도록 해준다. 몸에 있는 모든 근육은 세 단계 동작으로 움직인다. 고관절 굴근을 세 단계로 스트레칭해보자. 이 스트레칭들은 고관절 굴근을 늘여준다.

01_ 양발을 붙이고 선다.

02_ 오른쪽 다리를 앞으로 내밀고 런지 자세를 취한다. 왼쪽 무릎은 바닥에 댄다. 이 자세에서 엉덩이를 앞으로 당긴다. 중요한 점은 런지 자세(이번 장 앞부분의 그림 9)를 취하는 것이다.

03_ 두 팔을 머리 위로 올린다. 왼쪽 다리의 허벅지 앞부분이 부드럽게 당길 것이다. 이 자세를 30초 유지한 다음 팔을 내린다.

04_ 오른쪽 다리 쪽으로 몸의 무게 중심을 옮기고 왼팔을 머리 위로

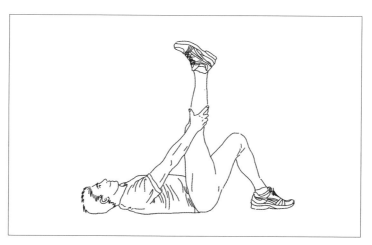

그림 27

올린다. 이 자세를 30초 동안 유지한 다음 팔을 내린다.

05 _ 마지막으로 왼팔을 몸 위로 올리고 몸통을 오른쪽으로 비튼다. 그러면 왼팔꿈치는 오른쪽 무릎의 오른쪽으로 넘어간다. 이는 몸의 왼쪽을 풀어주는 역할을 한다. 이 자세를 30초 동안 유지한 다음 팔을 내린다.

06 _ 다리를 바꾸고 2~5번 동작을 반복한다.

07 _ 오른쪽과 왼쪽 교대로 네 번 반복한다.

처음에는 이런 상태로 다리 자세를 90초 동안 유지하는 것(동작마다 30초 걸림)이 부담스러울 수 있다. 하지만 차츰 나아질 테니 노력해보자.

햄스트링 스트레칭

햄스트링은 고관절과 무릎을 굽히고 펴는 데 중요한 역할을 하는 힘센 근육으로서 고관절과 무릎관절을 가로질러 부착되어 있다. 햄스트링은 자신의 유연성의 한계를 초과하는 지나치게 강도 높은 운동을 할 때 특히 쉽게 부상을 입는다. 그러므로 나이와 상관없이 햄스트링의 유연성을 유지하는 것이 중요하다.

햄스트링 스트레칭은 그림 27에서 보는 바와 같이 바닥에 누워서 하거나, 간단하게는 발을 들어 올려 발꿈치를 의자나 등받이 없는 스툴에 놓고 몸을 앞으로 기울여주는 동작으로도 가능하다. 나는 달리고 난 후에 하는 스트레칭을 가장 좋아한다. 공원이나 인도에서 양발을 어깨너비보다 살짝 더 벌리고 등은 편 채 허리를 굽히는 동작이다. 이때 무릎은 똑바로 펴고 손바닥이 땅에 닿도록 하는데 다리 뒤쪽이 매우 당기는 느낌이 든다. 스트레칭의 강도를 높이고 싶으면 양발의 간격을 서서히 좁히면 된다. 몸이 아주 유연해지면 두 발을 붙이고 손바닥이 땅에 닿게 할 수도 있다.

나는 수년 전 발레리나로 활동할 때 다음과 같이 햄스트링 스트레칭을 자주 했다.

01 _ 등을 가볍게 대고 바닥에 눕는다.

02 _ 왼쪽 무릎을 90도 각도로 굽혀 엉덩이를 안정시킨다.

03 _ 가능한 한 무릎을 똑바로 편 상태로 천천히 오른쪽 다리를 들어 올린다. 오른쪽 엉덩이는 바닥에서 떼지 말고 고관절의 힘으로만 다리를 들어 올린다. 다리가 바닥과 직각에 가까워져 올수록 다리 뒷부분이 당기는 것을 느낄 것이다.

04 _ 다리를 들어 올린 상태에서 30초 동안 그대로 유지한다. 몸이 유연해질수록 다리와 무릎이 수직 각도를 넘어서 가슴과 귀에 가까워질 것이다.(사실이다. 무용수 시절 이 스트레칭을 좋아한 이유이기도 하다.)

05 _ 무릎을 이완시키고 2~4번 동작을 네 번 반복한 후 왼쪽 다리를 들어 올린다.

이 스트레칭 자세를 응용하여 다리를 똑바로 편 채 수건을 발에 감고 가슴 쪽으로 당기는 방법도 좋다.

대퇴 사두근 스트레칭

무릎 통증으로 내 진료실을 찾아온다면 나는 다음과 같이 말해줄 것이다. "무릎의 핵심은 대퇴 사두근입니다!" 대퇴 사두근은 다리 앞쪽의 거대한 네 개의 근육(그래서 사두근이다)을 말하는데 무릎을 강력하게 보호한다. 또한 고관절과 무릎관절에 걸쳐져 있어 무릎을 펴거나 고관절을 구부리는 데 결정적인 역할을 한다. 게다가 무릎이 체중의 충격을 흡수하고 슬개골이 무릎 한가운데 자리잡도록 하는 데도 핵심적인 역할을 한다. 이 스트레칭을 배우고 8장 '앞으로의 피트니스: 엉덩이, 사두근, 무릎' 편을 특히 정독하길 바란다.

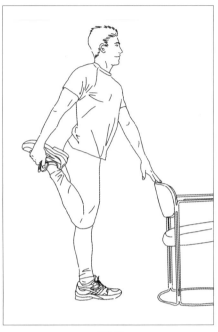

그림 28

01_ 발을 붙이고 허리를 똑바로 편 채 선다.

02_ 왼쪽 무릎을 굽혀서 다리를 뒤로 꺾어 왼발을 왼손으로 잡는다. 균형을 잡기가 힘들면 의자를 옆에 놓고 오른손으로 잡아 균형을 잡는다.

03_ 무릎을 평평하게 유지하고(왼쪽 무릎이 앞쪽으로 튀어 나가지 않게 하라) 왼쪽 다리를 뒤로 당긴다.(그림 28) 허벅지 위쪽에서 무릎까지 당기는 느낌이 들 것이다. 자세가 앞쪽으로 기울지 않고 서 있도록 주의한다.

04_ 이 스트레칭 자세를 30초 동안 유지하고 이완시킨다.

05_ 2~4번 동작을 네 번 반복한 후 오른쪽도 같은 방법으로 스트레칭한다.

종아리 스트레칭

몸 전체를 위에서부터 스트레칭하면서 내려왔으니 이제 몸이 이완되고 상쾌해진 것을 느낄 수 있을 것이다. 물론 힘들고 피곤할 수도 있다. 하지만 이것이 끝이 아니다. 종아리를 그냥 지나칠 수는 없다. 종

라이트 박사의 마흔 이후의 피트니스

아리는 한 걸음 한 걸음 내딛는 데 중요한 역할을 할 뿐 아니라 운동으로 다져졌을 때 너무도 근사하게 보이기 때문이다.

종아리는 사실 무릎과 발목을 가로지르는 장딴지근gastrocnemius과 발목 부분에만 걸쳐져 있는 가자미근soleus, 이 두 개의 근육으로 이루어져 있다. 장딴지근과 가자미근의 힘줄 끝은 아킬레스건과 같은 다리의 아랫부분과 연결된다. 종아리의 유연성을 유지하는 것은 종아리 근육 파열을 예방하는 것뿐 아니라 골치 아픈 아킬레스건염이나 아킬레스건 파열 등을 예방하는 데도 중요한 역할을 한다. 또한 종아리 스트레칭은 항상 하이힐을 신는 여성들에게는 아주 중요한 운동이기도 하다. 정형외과 의사이지만 나도 그런 여성 중 한 명에 속한다.(하이힐을 사랑하지 않을 수 없다!) 하이힐을 좋아하는 여성들은 종아리와 아킬레스건의 유연성을 유지하는 것이 더 시급한 문제인데 하이힐을 신는 것은 근육이 짧아진 상태에서 걸어 다녀야 하는 것을 의미하기 때문이다. 하이힐을 신다보면 근육이 아주 팽팽해지면서 짧아지기 때문에 플랫 슈즈를 신더라도 통증을 느낄 수 있다.

이 스트레칭을 이미 알고 있는 사람도 있을 것이다. 장딴지근 스트레칭을 위해서는 다리를 곧게 펴주고 가자미근 스트레칭을 위해서는 다리를 굽혀주어야 한다. 이 두 가지 모두 중요하다.

01_ 양발을 어깨 넓이로 벌리고 선 다음 두 손은 벽이나 의자를 잡는다.

02_ 그 상태에서 크게 한 발자국 뒤로 물러선다. 발은 어깨 넓이로 유지한다. 발꿈치를 바닥에 붙이고 무릎을 곧게 편 채 의자나 벽 쪽으로 몸을 숙인다.(그림 29) 다리 뒤쪽의 장딴지근이 스트레칭되는 느낌이 올 것이다.

03_ 30초 동안 그대로 유지한다. 그다음 무릎을 구부린 상태에서 앞

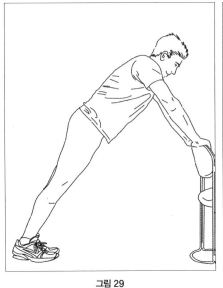

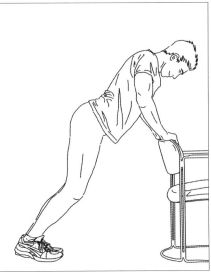

그림 29   그림 30

쪽으로 몸을 숙인다.(그림 30) 이는 가자미근 깊숙이 스트레칭하
는 데 도움이 된다.

04_ 이 동작을 30초 동안 유지하다가 다시 두 가지 동작을 차례로 네
번 반복한다.

이러한 일반적인 스트레칭 프로그램은 몸에 있는 중요한 근육을 모
두 건드려준다. 건강을 위한 투자로서 이러한 스트레칭을 일상의 한
부분으로 정착시키면 좋아하는 동작이 생겨나기도 하고 더 나아가 이
를 응용한 다른 동작들을 만들어낼 수도 있다. 아주 좋은 일이다! 자
신이 몸의 진정한 주인이 되어간다는 의미이기 때문이다.

내가 소개한 모든 유연성 운동을 정착시키는 가장 쉬운 방법은 매일
새로운 스트레칭을 추가하고 습관이 될 때까지 연습하는 것이다. 지금

바로 폼 롤러를 이용해 시작해보라. 내일 당신은 폼 롤러를 이용한 운동과 고관절 돌리기(동적 스트레칭과 준비운동 중 첫 번째) 운동을 할 준비가 되어 있어야 한다. 다음 주까지는 정적 스트레칭을 할 준비를 마쳐야 한다. 6주 후 얼마나 유연해졌는지 깨닫고 깜짝 놀랄 것이다.

07

A—유산소 운동

이 장에서는 F.A.C.E. 운동의 하나인 유산소 운동법을 설명한다. 유산소 운동은 운동 강도를 점차적으로 높이고 신진대사 기능이 최대화되도록 운동량을 조절하고 운동 계획을 망칠 수도 있는 상황을 예방해 심혈관 기능을 최대한으로 끌어올리는 방법이다.

운동한 후에는 휴식을 취하라. 나는 40세가 넘은 사람들에게는 이런 방법이 매우 효과적이라는 사실을 깨달았다. 이는 파틀렉 훈련에서 개념을 빌려온 것인데, 달리기를 하는 사람들이 주로 사용하는 방법이기도 하다. 파틀렉은 스웨덴 말로 '스피드 플레이speed play'라는 뜻이다. 이는 짧은 거리를 빠른 속도로 달리고 그 다음엔 잠시 휴식을 취하는 것을 반복하는 방법이다. 이 스피드 플레이가 유산소 운동으로서 갖는 최고 효과는 나이 혹은 훈련 정도에 상관없이 신체가 한 단계 더 높은 수준으로 도약할 수 있게 해준다는 것이다.

몸속에 산소 채우기

6장에서 유연성을 기르는 방법에 대해 알아보았다. F.A.C.E의 다음 단계는 유산소 운동으로 심장을 튼튼하게 만드는 것이다. 다시 말해 몸속에 산소를 채우는 것이다. 온몸에 지방분이 쌓이기만 하고 운동 부족으로 신체가 약해지면 심장도 마찬가지로 약화된다. 따라서 그 상황을 바꾸지 않으면 심장은 말 그대로 축 처진 지방 덩어리에 둘러싸여 늘어진 주머니처럼 힘없이 뛸 것이다.

이제 막 피트니스에 투자한 단계라면 에스컬레이터나 엘리베이터를 타는 대신에 그저 일어나서 계단을 오르내리는 것만으로도 심장을 튼튼히 하는 데 충분히 의미가 있다. 가슴이 두근거리는 것을 느낀다면 당신의 심장은 제대로 일을 하고 있는 것이다.

유산소 운동이란 무엇인가?

유산소란 '산소가 필요하다'라는 뜻인데 운동할 때 산소는 중요한 역할을 한다. 활동량이 늘어나고 대근육군을 사용하는 운동을 하면 근육은 더 많은 연료가 필요하다. 산소는 근육의 연료인 ATP(아데노신 삼인산 혹은 아데노신 5'-삼인산)를 만드는 원재료다. 운동하면 근육은 혈액에서 산소를 빠르게 흡수한다. 그러면 두뇌는 혈중산소량이 적어진 것을 감지하고 호흡을 더 빠르게 해 몸이 신속하게 조치를 취할 수 있도록 한다. 이렇게 하면 폐 속의 산소량이 최대한 늘어난다. 폐로 들어간 산소(우리가 호흡하는 공기의 21퍼센트)는 혈액으로 들어가 헤모글로빈 분자에 들러붙는다. 그런 뒤 연료를 더 달라고 울부짖는 근육군으로 이동할 준비를 마치는 것이다. 여기서 심장의 역할이 중요해진다.

이제 혈액은 산소로 채워지고(그러면 붉어진다) 폐에서 심장의 좌심방으로 이동한다. 심장은 근육으로 이루어져 있다. 다른 근육과 마찬가지로 강할수록 자신이 맡은 일을 효율적으로 해내는데, 심장은 산소로 가득 찬 혈액을 폐에서 밀어내서 우리 몸의 조직 구석구석에 퍼뜨린다.

심장의 왼쪽이 혈액으로 가득 차면 강한 수축과 함께 여러 조직에 퍼져 있는 동맥으로 혈액을 내보낸다. (기억하라. 동맥은 심장 속의 혈액을 몸으로 나르는 역할을 한다.) 근육 세포로 산소가 배달되면 혈액은 산소를 내려놓고 이산화탄소, 젖산 등의 세포 폐기물을 옮겨 싣는다. 그러면 산소는 세포로 들어가서 크렙스 회로Krebs cycle(의대생들이 모두 끔찍이도 외우기 싫어하던)라고 불리는 놀랍고도 복잡한 에너지 발생 반응에 사용되는 것이다.

효율성이 높은 크렙스 회로는 ATP의 형태로 에너지를 대량 발생시킨다.(산소를 원유라고 한다면 ATP는 탱크 속으로 들어가는 무연가스라고 볼 수 있다.) 몸의 근육은 이제 ATP를 연료로 사용한다. 만약 근육이 심장이 배달한 산소 혹은 크렙스 회로가 바꾸어 놓은 연료보다 더 많은 에너지를 소모하면 몸의 세포는 빠르지만, 효율성이 떨어지는 무산소성 에너지 발생 반응을 사용하게 된다. 이 무산소성('산소가 없는 상태'라는 뜻인) 연료 시스템은 크렙스 회로보다 효율성이 16배나 떨어지고 부산물로 젖산이 나오기 때문에 운동한 뒤 근육에 극심한 통증을 일으킨다.

신체가 건강할수록 심장은 더 효율적으로 작동하고 주어진 산소량으로 더 많은 일을 해낼 수 있다. 자동차에 비유하자면 엔진이 좋을수록 연비가 좋다.

유산소 운동 왜 중요한가?

하루에 30분 유산소 운동을 하는 사람은 전체의 3분의 1밖에 되지 않는다. 모두 나름의 이유가 있다.

초보자를 위한 프리마 프로그램에 매주 운동복을 입고 꼬박꼬박 참석하는 여성이 있었다. 프로그램은 대개 20~30분 동안 운동에 대해 강의하고 나머지는 팀별로 운동하게 구성되었다. 5주째 모임이 끝나고 내가 강의실을 나가 운동 공간으로 이동하는 사이에 그 여성이 살며시 빠져나가서 차를 타고 집으로 가버렸다는 사실을 발견하게 되었다. 그녀는 강의실에서 가만히 앉아서 내 강의를 듣는 것만으로도 운동에 대한 열의가 솟아날 것이라는 희망을 품었던 것 같다. 하지만 경험에 비추어보면 얘기를 듣는 것만으로는 절대 운동에 대한 열의가 생겨날 수 없다. 진정한 열의는 밖으로 나가 땀을 흘리면서 운동하는 순간 생기는 것이다. 그날 이후 나는 직접 그녀와 함께 운동하기로 했다. 물론 몇 년 동안 움직이지 않았던 몸이라 그녀에게 운동은 만만치 않은 도전이었다. 하지만 과정이 끝나갈 때쯤 그녀는 자신이 이룬 것들에 대해 매우 뿌듯함을 느꼈다.

운동을 해야 하는 이유: 이미 알고 있는 것

건강을 바꿀 수 있는 단 하나의 가장 중요한 단계는 '움직이는 것'(그 다음은 금연하는 것)이다. 인간이라는 존재는 움직이게 되어 있다. 줄기세포부터 근골격, 뇌의 뉴런까지 우리의 몸은 운동을 원한다.

• **심혈관 건강을 향상시킨다** 운동해서 건강한 신체를 갖춘 사람들은

운동 부족인 사람들에 비해 사망률이 낮다. 운동하면 심장이 한 번 뛸 때 심장에서 분출되는 혈액량이 늘어나 근육이나 장기에 도달하는 산소의 양과 그 효율성이 증가한다. 운동은 또한 심장 근육이 산소를 더 효율적으로 사용하도록 하므로 요구되는 산소량을 낮추는 데 이바지한다.

- **당뇨병 위험을 낮춘다** 운동은 신체가 인슐린에 반응하는 방식을 개선하고 당뇨병으로 발전할 수 있는 위험을 30~40퍼센트 정도까지 낮춘다. 또한 당뇨 합병증인 심장병으로 사망할 수 있는 위험을 40~50퍼센트 정도까지 낮춘다.

- **혈압을 낮춘다** 규칙적인 운동은 혈압을 낮추고 심장의 부담을 덜어준다는 것이 증명되었다. 이러한 효과는 나이나 체질량지수 혹은 당뇨병의 여부와 상관없이 나타난다.

- **콜레스테롤 수치를 낮춘다** 운동은 옥시크린처럼 혈관을 깨끗하게 청소하기 때문에 혈액 속의 '착한 콜레스테롤HDL' 수치를 높여준다. 동시에 '나쁜 콜레스테롤LDL'과 위험한 지방인 트리글리세리드의 수치를 낮추면서 혈관 벽에 이물질이 달라붙는 것을 예방한다. 또한 저지방 다이어트의 효과를 높이는 데 일조한다.

- **비활동적 사망 증후군SeDS 위험을 낮춘다** 농담처럼 들리겠지만, 비활동적 사망 증후군은 웃고 지나칠 문제가 아니다. 33가지 이상의 만성적 질환에서 발생하는 나쁜 증세들이 하루 30분 운동으로 곧바로 감소될 수 있다.

운동해야 하는 이유: 모르고 있을 수 있는 놀라운 사실

이런 모든 이유가 운동에 충분한 동기부여를 하지 못했더라도, 다양한 분야의 연구자가 신체의 모든 부분이 운동으로 이익을 볼 수 있다고 강조했다는 사실을 알게 된다면 흥미로울 것이다.

- **두뇌 기능을 향상시킨다** 운동은 두뇌에 미라클 그로Miracle-Gro(미국
  에서 판매하는 식물재배 영양액)와 같은 역할을 해준다. 운동하면
  두뇌는 '두뇌를 위한 영양소'의 한 종류인 뇌신경생장인자를 만
  들어낸다. 연구에 따르면 신체 운동이 활발한 사람은 상황 적응
  이 빠르고 인지 기능이 더 높은 것으로 밝혀졌다. 과학자들은
  운동이 두뇌에 영양분을 제공해주기 때문이라고 생각한다.
- **기분이 좋아지게 한다** 운동은 스트레스에 시달린 몸과 마음을 진정
  시키고 기분을 전환하는 데 도움이 된다. 미주리 대학의 연구 결
  과에 따르면 중간 이상의 격한 운동을 30분 정도 하면 90분 후
  에 최상의 기분을 맛보게 된다고 한다. 이는 운동하면 두뇌에서
  자연적으로 기분을 상승시키는 엔도르핀이 분비되기 때문이다.
  또한 우울증에 걸릴 위험이 운동하지 않는 사람에 비해 1.5배 감
  소하며 자신감과 자존감도 높아진다. 기분을 상승시키는 효과는
  운동하는 동안은 지속될 수 있지만, 운동을 중단하면 전체적인
  운동 효과와 함께 기분 전환의 효과도 사라질 수 있다. 또한 규
  칙적인 운동은 가슴이 두근거리거나 땀이 나고 신경이 곤두서는
  등 정신적 스트레스로 인한 심장이나 호르몬의 반응을 낮춘다.
- **발기 기능을 향상시킨다** 운동하면 심장에 좋은 것과 같은 이유로
  성 기능에도 긍정적인 영향을 미친다. 생리학적인 관점에서 볼
  때 발기는 건강한 혈액이 흐르기 때문에 발생하는 것이며 운동
  을 규칙적으로 하는 남성은 소파에 앉아서 시간을 보내는 남성
  에 비해 발기부전일 확률이 41퍼센트나 적은 것으로 나타났다.
- **병에 걸릴 가능성을 낮춘다** 운동선수, 일반인 모두를 대상으로 연구

한 결과 매일 규칙적인 운동을 하는 사람은 그렇지 않은 사람에 비해 병가를 내는 횟수가 절반가량 적은 것으로 나타났다. 또한 호흡기 감염 질환에 걸리는 횟수도 23퍼센트 적었다.

- **암을 예방한다** 운동은 유방암과 관련이 있는 두 가지 난소 호르몬인 에스트라디올과 프로게스테론의 분비를 낮춰 유방암 발생률을 60퍼센트까지 떨어뜨린다. 운동은 또한 결장암의 위험을 40퍼센트로 낮추고 전립선암으로 사망할 위험을 50퍼센트로 낮출 수 있다. 암에 걸렸다면 운동은 큰 도움이 된다.

운동과 암의 상관관계

운동은 암을 억제하는 데 정신적·육체적으로 많은 영향을 미치는데, 특히 유방암과 전립선암에 큰 도움이 된다. 유방암에 걸렸거나 걸린 적이 있는 경우 산책을 몇 시간 하거나 운동을 주마다 규칙적으로 하면 수명을 연장하는 데 도움이 된다. 하버드 대학에서 3000여 명의 여성을 대상으로 실시한 연구에서 시간당 3~5킬로미터를 걷는 속도로 한 시간 정도 산책하면 유방암으로 사망할 위험은 일주일에 한 시간 이내의 신체 운동을 한 여성에 비해 낮은 것으로 밝혀졌다. 일주일에 시간당 3~5킬로미터를 걷는 속도로 3~5시간 동안 산책한 여성들은 가장 사망률이 낮았다. 그 이상을 운동한 여성들도 사망률이 낮았지만, 중간 그룹과 비교해볼 때는 살짝 높았다.[14] 다시 말해 일주일에 3~5시간의 신체 운동을 하는 것은 그 이상 운동하는 것보다 더 효과적이라는 것이다.

이러한 발견은 유방암 환자가 암을 극복하려는 노력에 힘을 실어준다. "유방암에 걸린 여성은 운동하면 잃을 것은 없으며 얻는 것이 훨씬 많다." 이 분야 연구의 선두주자인 하버드 의과대학 교수이자 보스턴 브리검 여성병원의 미셸 홈스의 말이다. "우리는 유방암에 걸린 환자 중 운동하는 환자가 기분이나 몸매, 자존감 등 모든 면에서 운동하지 않은 환자에 비해 더 나은 상태를 보인다는 것을 알고 있다. 또한 운동하면 유방암 환자들이 걸리기 쉬운 심장병이나 당뇨병 등도 물리칠 수 있다. 유방암 때문에 사망할 가능성도 감소한다."[15]

이 같은 운동의 이점은 전립선암에 걸린 남성에게도 마찬가지로 적용될 수 있다. 암 자체나 암의 치료 과정에서 비롯된 육체 활동의 감소는 피로와 에너지 저하를 불러온다. 2005년 『내과학기록』에 게재된, 14년 동안 4만7000명의 남성을 대상으로 한 건강 전문가의 후속 연구 결과에 따르면 65세 이상의 남성 중 일주일에 3시간 이상 왕성한 신체 활동(달리기나 자전거 타기 혹은 수영)을 하는 사람은 말기 전립선암에 걸리거나 이로 인해 사망할 위험이 거의 70퍼센트나 낮은 것으로 드러났다.[16] 연구자들은 운동이 모든 연령대의 남성 전립선염에 미치는 영향을 확실하게 이해하기 위해 더 많은 연구가 필요하다고 입을 모으지만 지금까지의 연구 결과로 볼 때 나이 든 남성들이 왕성한 운동으로 전립선암의 진행을 늦출 수 있다는 것을 알 수 있다.

또한 UCLA 존슨암연구센터 및 생리학과 교수들의 공동 연구 결과에 따르면 저지방, 고섬유질 식단과 규칙적인 운동은 전립선암 세포의 성장을 30퍼센트까지 낮추는 것으로 나타났다. 실험 참여자들은 일주일에 네다섯 번은 30~60분 동안 자신의 최대심장박동수의 70~85퍼센트를 유지하는 방식으로 걷기 운동을 했고 일주일에 한두 번은 좀 더 천천히 40~60분 동안 걷기 운동을 했다. "이 연구는 식단과 운동이 전립선암 세포의 성장 억제에 어떤 직접적인 효과가 있는지를 밝히기 위한 최초의 연구 실험입니다. 우리 연구팀이 개발한 새로운 방식으로 생활방식의 변화가 전립선암 세포의 성장을 실제로 둔화시키는지를 평가했는데 그 결과는 매우 고무적이었지요"라고 주요 저자인 윌리엄 애런슨 박사는 말했다.[17]

의사와 점검하기

이제 막 운동을 시작한 초보자라면 다음 7가지 질문을 읽어보길 바란다. 다음 목록은 캐나다 운동생리학협회가 작성한 간단한 점검표로써 운동할 수 있는지 의학적 허가를 받기 위해 의사와 점검할 필요를 결정하기 위한 것이다. 하지만 의심스럽다면 언제든지 의사와 상담하라.

01 _ 심장 문제 때문에 의사가 권하는 육체 활동만을 해야 한다고 당신의 주치의가 밀한 적이 있는가?

02 _ 육체 활동을 할 때 심장에 통증을 느낀 적이 있는가?

03 _ 이전에 운동하지 않고 있을 때도 가슴에 통증을 느낀 적이 있는가?

04 _ 어지럼증 때문에 균형을 잃거나 의식을 잃은 적이 있는가?

05 _ 육체 활동 때문에 뼈나 관절의 문제가 악화될 가능성이 있는가?

06 _ 최근에 의사가 혈압이나 심장과 관련하여 약을 처방한 적이 있는가?

07 _ 육체 활동을 하지 말아야 할 다른 이유가 있는가?

이상 7가지 질문에 모두 '아니요'라고 대답한다면 당신은 천천히 그리고 점진적으로 육체 활동의 강도를 높여 나가도 된다. 또한, 단체 운동에 참여해 기본적인 체력 수준을 평가해볼 수도 있다. YMCA를 비롯한 여러 공중보건센터나 체육관에서는 의료진이 이러한 전반적인 건강 상태를 점검해주고 있다. 만약 수년 동안 진료를 받지 않았기 때문에 '아니요'라고 대답했다면 이번에야말로 제대로 점검하는 것이 좋다.

하나 이상의 항목에 '예'라고 대답했다면 운동의 강도를 높이기 전에 의사와 상담하는 것이 좋다. 물론 점진적으로 활동량을 늘리면 당신이 원하는 대로 무엇이든 할 수도 있다. 미국심장협회에서는 심장 질환이 있는 사람은 누구나 운동 프로그램을 시작하기 전에 의사와 상담할 것을 권유하고 있다.

심장 질환 요인

40~45세 이상의 남성과 50~55세 여성 중 다음 항목에서 하나 이상이 일치할 경우 심장 질환 중간 위험군에 해당된다.

- 전체 콜레스테롤이 200mg/dL 이상일 경우
- LDL(저밀도지단백질-나쁜 콜레스테롤)이 130mg/dL 이상일 경우
- HDL(고밀도지단백질-좋은 콜레스테롤)이 40mg/dL 이하일 경우
- 140/90mm Hg 이상의 고혈압
- 현재 흡연 중이거나 최근에 금연한 경우
- 당뇨가 있거나 공복 혈당치가 126mg/dL 이하일 경우
- 가까운 가족 중 60세 전에 급성 심장병으로 사망한 이가 있을 경우

'강도가 높다'는 것이 무슨 의미인지 정하기

내 운동량이 지나치지 않고(무산소성 운동) 충분하다는 사실(유산소성 운동)을 어떻게 알 수 있을까? 효과적으로 운동하려면 목표심장박동수 범위 내에서 20분 이상 운동을 하는 것이 좋다. 심장박동수를 높여서 유지하는 동안에는 지방이 연소되고 심장이 활성화된다. 다시 말해서 지방이 적고 효율적인 심장을 만들 수 있다.

전문가들은 적당한 운동 강도를 정확하게 판단하려면 최대심장박동수를 확인하고 이 심장박동수의 85퍼센트에 해당하는 운동을 할 것을 권한다. 운동 강도가 이 정도에 이르면 대화가 불가능하다. 보다 중요한 사실은 이 지점에서 유산소호흡이 무산소호흡(혹은 젖산한계치)으로 전환된다는 점이다. 몇몇 연구자는 진정한 최대심장박동수는 존재하지 않으며, 심혈관 건강은 건강 수준, 나이, 심장 크기, 주변 환경, 심지어 수산화 상태hydration status에 따라 결정된다고 주장한다. 그럼에도 최대심장박동수는 운동 강도를 결정하는 주요 척도로 사용되고 있다.

다음 3단계에 따라 목표심장박동수를 계산할 수 있다.

01 _ 최대심장박동수를 확인하라.(자세한 방법은 아래에서 설명한다)

02 _ 최대심장박동수에 0.85를 곱하라. 이 수치가 당신이 운동할 때 유지해야 할 최대심장박동수다.

03 _ 최대심장박동수에 0.50을 곱하라. 이 수치가 최저심장박동수다.

가장 일반적인 최대심장박동수 계산법은 단순하게 220에서 나이를 빼는 것이다. 하지만 이는 부정확한 방법이다. 왜냐하면 30세 이후의 사람 중에는 분당 심장박동수가 40 이하인 경우도 있기 때문이다. 노르웨이 과학·기술 대학 K. G. 엡슨 센터는 19~89세 3000명이 넘는 사람들의 운동능력을 연구한 논문을 발표했는데, 여기에 보다 정확한 계산법이 담겨 있다. 이 연구소에서 제시한 구체적인 최대심장박동수 계산 공식은 다음과 같다. 211−(0.64×나이). 즉 211에서 나이의 64퍼센트를 빼는 것이다. 이 공식은 분당 심장박동수에서 ±10의 표준 편차를 보인다.

당신이 50세라면 분당 최대심장박동수는 0.64와 50을 곱한 32를 211에서 뺀 179가 된다. 179에서 0.85를 곱하면 최대목표심장박동수가 152가 되고 179에서 0.50을 곱하면 최소목표심장박동수는 89가 된다. 따라서 당신의 목표심장박동수 범위는 89에서 152다.

이 목표심장박동수를 이용해서 당신의 목표를 성취할 수 있다. 최대심장박동수의 60~70퍼센트로 운동하면 체중 관리와 몸매 관리에 최고의 효과를 얻을 수 있다. 또 최대심장박동수의 70~80퍼센트로 운동하면 심장이 풍부하고 건강한 유산소 상태를 유지할 수 있고 80~100퍼센트로 운동할 때는 최상의 기량을 발휘하기 위한 환경을 제공해준다.

운동하는 동안 심장박동수를 틈틈이 확인하라. 심장박동수 모니터(가슴이나 손목에 차고 운동을 하는 동안 심장박동수를 감지하는 기계)가 있다면, 목표심장박동수 범위 내로 알람 기능을 설정해두는 것도 좋다.

모니터가 없다면 맥박을 6초 동안 잰 뒤 그 숫자에 0을 붙이는 방식으로 대략적인 심장박동수를 산출할 수도 있다. 집게손가락과 가운뎃손가락을 노동맥radial pulse(위팔동맥에서 갈라져 팔 아래쪽의 바깥쪽 부위에 혈액을 공급하는 혈관)에 가볍게 얹어서 맥박을 잰다. 이 맥은 손목의 엄지손가락 쪽에 있는데, 손가락을 손목 위에 가볍게 얹어서 맥박을 재는 것이 좋다. 지나치게 세게 누를 경우 혈관 속에 피의 흐름을 막아서 제대로 맥박수를 측정하기 어렵기 때문이다. 또한 목의 한쪽 면에 손가락을 대고 경동맥 맥박을 재는 것도 가능하다. 이 부위를 지나치게 세게 누르거나 마사지하는 것은 심장박동수에 영향을 줄 수 있으므로 피하는 것이 좋다. 운동을 시작하기 전에 맥박을 재는 연습을 한다면 운동 전에 자신의 상태를 더 잘 알 수 있다. 운동할 때 심장박동수가 지나치게 낮다면 운동의 강도를 좀 높이고 너무 높다면 운동 강도를 좀 낮추는 것이 좋다.

목표 범위를 넘어 지속적인 운동을 한다면 심장이 산소 요구량을 따라잡지 못해서 운동 방식이 효율적인 유산소 운동에서 비효율적인 무산소 운동으로 바뀔 수 있다. 무산소 운동은 부작용으로 젖산이 분비되어 통증이 유발될 수 있다.

운동으로 몸이 튼튼해지더라도 목표심장박동수는 바뀌지 않는다. 하지만 목표심장박동수의 범위에 도달하기 위해서 해야 할 운동은 바뀔 수 있다. 건강해질수록 심장의 효율성이 높아지고 휴식 시 심장박동수는 더 낮아진다. 심장박동수를 높이기 위해서는 더 많은 노력을 기울여야 한다. 가령 소파를 막 벗어나 운동을 시작한 사람이 최대심장박동수의 60~70퍼센트에 도달하기 위해서는 적당히 걷기 운동을 해주는 것만으로도 충분하다. 하지만 점점 건강해지면서 심장박동수를 올리려면 빠르게 걷거나 조깅을 해야 할 수도 있다. 심장의 효율성이 높아지면서 작동을 더 잘하기 때문이다.

이제 목표심장박동수와 운동 시간을 조화시킬 수 있는 방법을 소개하겠다. 30분 동안 트랙을 달린다고 생각해보자. 처음에 달리기를 시작할 때는 네 바퀴면 충분하고 목표심장박동수를 범위 내로 유지하는 것도 어렵지 않다. 하지만 몸이 건강해질수록 달리는 속도가 빨라지고 같은 시간 동안 목표심장박동수 범위 내에서 다섯 바퀴나 여섯 바퀴를 도는 것도 가능해진다. 이제 당신은 일상적인 기력이나 정신상태 혹은 에너지 수준이 눈에 띄게 달라진 것을 스스로 느낄 수 있다. 점점 몸이 건강해질수록 운동의 강도를 높이거나 시간을 늘릴 수 있다. 유산소 운동 시간을 늘리다보면 운동이 끝날 때쯤 심장박동수가 상승할 수 있는데, 원인은 피로감이다. 만약 운동이 끝날 때까지 심장박동수가 그대로 유지된다면 다시 운동 시간을 늘리거나 운동 강도를 높일 때가 된 것이다.

이미 운동을 하고 있다면 최대심장박동수가 60~70퍼센트에서 70~80퍼센트가 되도록 운동의 강도를 높여보라.(앞에서 설명한 방식으로 계산할 수 있다.) 이와 같은 강도의 운동에 어느 정도 편안하게 적응이 되면 이제부터는 조금씩 시간이나 거리를 늘려서 운동의 강도를 높인다. 예를 들어 유산소 운동 시간을 30분에서 45분으로 늘린다거나 30분 동안 최대심장박동수의 70~80퍼센트로 운동을 하는 것이다. 만약 마라톤이나 하프 마라톤과 같은 장거리 달리기를 목표로 훈련한다면 최대심장박동수의 60~70퍼센트 수준에서 지구력을 키워야 한다. 다시 말해 주중에 하는 단거리 달리기가 최대심장박동수의 70~80퍼센트의 강도로 이루어진다면 주말의 장거리 달리기는 60~70퍼센트의 강도를 유지하는 것이 좋다.

피트니스를 향상하기 위한 재미있는 방법으로 파틀렉 달리기가 있다. 천천히 달리기와 전력질주를 번갈아가며 하는 운동 방식이다. 파틀렉은 최대 한계치에 도달하자마자 속도를 늦추어 걷거나 달려서 심장박동수를 정상으로 회복시키기 때문에 지치지 않고 운동하는 방법이기도 하다. 가령 처음 2킬로미터는 최대심장박동수의 60~70퍼센트 수준에서 달린다. 그러다 2킬로미터를 넘으면 속도를 높여서 최대심장박동수의 85퍼센트에 달할 때까지 빠르게 달리거나 전력질주를 하다가 그 지점에 도달하면 곧바로 속도를 늦춰 심장박동수가 60~70퍼센트까지 회복되도록 한다. 그런 다음 다시 속도를 높인다. 이런 방식으로 느리게/빠르게 달리기를 20~30분 동안 번갈아가며 하며, 운동 시간을 점점 증가시켜 운동의 강도를 높여준다. 걷기와 달리기를 동시에 할 수 있는 훌륭한 운동 방식이다.

스피드 플레이는 사실 매일 당신이 선택하는 유산소 운동의 종류와 상관없이 효과가 좋다. 나는 5분에서 10분 동안은 동적 스트레칭으로 운동하고 준비운동(6장)하는 것을 추천한다. 스피드 플레이를 하는 처음 3분 동안은 60~70퍼센트로 운동을 하다가 다음 2분 동안 85퍼센트로 높인다. 그런 후 바로 회복 속도(60~70퍼센트)로 돌아가서 3분 동안 운동한다. 그 다음 2분은 다시 운동 강도를 높이는 구간(85퍼센트)이다. 5분이 주기인 이런 스피드 플레이를 20~30분 동안 계속한다. 스피드 플레이를 할 때 시간을 재는 대신 주요 장소나 구간을 이용할 수도 있다.

자신만의 운동 프로그램을 시작하려면 일단 처음에는 걷기나 하이킹, 달리기, 조깅, 에어로빅, 줄넘기, 계단 오르내리기, 스케이팅이나 자전거 타기, 스키, 노 젓기, 수영 같은 유산소 운동을 선택하고 그 다음에는 지구력 운동으로 옮겨가는 것이 좋다. 또한 심장의 활동을 주의 깊게 살핀다. 내 경우에는 운동하는 동안 가장 쉽고 정확하게 심장의 활동을 점검하는 방법은 심장박동수 모니터를 착용하는 것이다.

단순하게 운동하기

운동을 시작할 때는 단순하게 하는 것이 중요하다. 다양한 목표를 세워 복잡한 계획을 짜는 것은 좋지 않다. 현실적으로 도움이 된다면 걷기나 달리기, 수영이나 노 젓기 어느 것이든 좋다. 운동하기로 결심

했다고 해서 수년 동안 앉아서 빈둥거린 흔적이 지워지는 것은 아니므로 한꺼번에 모든 것을 이루려고 하지 마라.

계획을 세울 때는 매우 구체적일 필요가 있다. 날짜, 시간을 정확히 하고 운동을 통해 성취하고자 하는 것을 먼저 파악한다. 달력에 기록하거나 휴대폰 알람 기능을 이용해 미리 설정해두는 것이 좋다.

전략적인 계획을 세우는 것은 매우 중요하다. 사업이나 재정적인 문제, 사회적 활동을 계획할 때는 매우 전략적이다. 그렇다면 육체를 단련하는 운동을 하는 데 똑같은 원칙을 적용하는 것이 왜 나쁘겠는가? 다음과 같이 매일 전략적인 계획을 세우고 실천한다. 토요일 오후 3시 30분: 최대심장박동수의 65퍼센트를 유지하면서 35분 동안 노스 파크를 걷는다. 일요일엔 온종일 휴식을 취하면서 쉰다 할지라도 매일 주간 계획을 세워보기 바란다.

10장에서는 6주간의 계획을 짜는 방법을 제안할 것이다. 매주 전략적 계획을 세우고 성공했을 경우 자신에게 그에 합당한 보상을 해준다.

워밍업 하기

체력 단련 운동을 시작하기에 앞서 항상 제대로 워밍업을 하는 것이 중요하다. 달리기 전에 가볍게 걷는다든가, 속도를 내기 전에 천천히 정해진 구간을 수영하는 식이다. 한자리에 서서 움직이지 않는 대신 계속 몸을 움직이면서 하는 동적 스트레칭과 워밍업은 재미있을 뿐 아니라 심장의 펌프질을 도와서 근육이 혈액으로 가득 차게 한다. 6장의 폼 롤러를 이용한 운동과 동적 스트레칭 부분에서 유산소 운동의 효과를 극대화하기 위해 워밍업을 어떻게 이용하는지 자세히 설명했다. 유산소 운동의 효과를 최대화하기 위해 반드시 이렇게 시작하라. 동적 스트레칭과 워밍업 운동을 최대한 활용하기 위한 좋은 방법은 각 운동 세트 사이에 20~30미터를 걷는 것이다.

만보 걷기

생활하면서 전체적으로 활동량을 늘릴 수 있는 쉬운 방법은 만보 걷기다. 일본에서 만들어낸 걷기 방식으로 하루의 활동량을 확인하고 자신이 내딛는 발걸음 하나하나에 집중할 수 있다. 또 이를 통해 활동량을 늘리고 걸음 수를 증가시킬 수 있다. 만보를 걷기 위해서는 계보기가 필요한데, 대부분의 스포츠용품 가게에서 계보기를 살 수 있고 운동 센터에서 무료로 나눠주기도 한다.

밖으로 나갈 때 계보기를 착용한 후 일상생활을 한다. 밤에 취침하기 전에 계보기를 몸에서 떼고 하루 동안의 걸음을 기록한다. 일주일 동안 반복한다. 자신의 발을 이용해 하루에 얼마나 많이 혹은 얼마나 적게 움직이는지 확인하면 스스로 깜짝 놀랄 것이다.

활동이 적은 사람은 집에서 나와 차까지, 차에서 내려 직장까지, 업무상 용무를 보는 등 한 장소에서 다른 장소로 이동하는 동안 하루에 보통 1000~3000걸음을 걷는다. 운동 수준에 의미 있는 변화를 주기에는 충분하지 않은 운동량이다.

걸음 수를 늘리는 것이 뭐가 그렇게 중요한지 반문할 수도 있겠다. 많은 이가 주로 앉아서 일하면서 시간을 보낸다. 연구 결과에 따르면 앉아서 일하는 사람들은 활동량이 많은 사람과 비교하면 심장병으로 사망할 위험이 더 크다. 가령 우체국 사무원이 우편배달부보다 심장병 위험이 더 크다. 회사의 경영진도 주말에 집에서 그저 쉬는 사람은 활발한 활동에 참여하는 사람보다 건강에 더 큰 위험을 안고 있다. 이는 연구 대상자가 고혈압이나 흡연, 비만이나 가족력과 같은 다른

라이트 박사의 마흔 이후의 피트니스

위험 인자가 있는지 여부와는 별개로 밝혀진 결과다. 다시 말해 위의 네 가지 심장병 위험 인자 중 하나 이상 가지고 있다 하더라도 적극적인 활동은 그 위험 수준을 낮춰줄 수 있다는 것이다!

더 건강해지고 만성 질환을 예방하고 싶으면 하루에 적어도 만보 이상을 걸을 필요가 있다. 평균적으로 한 사람이 한 걸음에 76.2센티미터의 거리를 걷는다고 할 때 1.6킬로미터를 걸으려면 2000걸음이 필요하므로 만보를 걸으려면 하루에 약 8킬로미터를 걸어야 한다는 것이다. 만보를 걷는 동안 자연스럽게 30분의 유산소 운동을 하게 된다.

나도 이러한 사실을 확인할 수 있었다. 뉴욕에서 살면서 차가 없었을 때 직장이나 가게 혹은 헬스클럽이나 레스토랑 등 어디를 가더라도 주로 걸어서 움직였다. 하지만 실제로 달리지 않는 한 만보를 걷기란 쉬운 일이 아니었다. 1.6킬로미터 떨어진 센트럴파크까지 걸어가서 5킬로미터를 달리고 다시 걸어서 돌아와 집 앞에서 계보기를 보면 6800걸음밖에 되지 않았다. 다시 말해 만보를 채우려면 일상적으로 걷는 것 외에도 별도의 운동을 해야 한다는 것이다.

시작할 때는 거리가 아닌 시간을 이용하라

처음 운동을 시작할 때는 거리보다는 운동 시간을 기준으로 삼는 것이 좋다. 예를 들어 걷기부터 시작한다면 처음 10분 동안은 몸을 푸는 의미에서 편안하게 시작한다. 그다음엔 멈추고 6장에서 배운 대로 다리 스트레칭을 한다. 아니면 번갈아가며 동적 스트레칭과 워밍업을 할 수도 있다. 몸풀기가 다 끝나면 다시 운동을 시작해 목표심장박동수에 맞춰 심장박동수를 상승시키는 운동을 한다. 심장박동수 모니터가 없다면 중간에 잠시 쉬면서 맥박을 재보는 것도 괜찮다. 충분히 움직였다고 생각한다면 유산소 운동이 효과가 나기 시작했다는 것을 느낄 수 있을 것이다. 호흡이 가빠지고 깊어지면서 심장이 빠르게 뛸 것이다. 적어도 20분 동안 계속 운동하도록 하라. 처음에는 운동의 강도를 늦추거나 휴식을 위해 잠시 멈추는 것도 괜찮다.

그다음 몇 주에 걸쳐 20분 동안 지속적으로 운동하는 것에 익숙해지도록 한다. 적응되면 목표 심장박동수 범위 내에서 30분 동안 지속해서 운동할 수 있을 때까지 일주일에 2~5분 정도 운동 시간을 늘리도록 한다. 운동의 수준과 양을 늘리기 위해서는 이 장에서 얘기한 운동의 원칙을 떠올려보는 것도 좋다.

운동 시간을 어떻게 활용할 것인지 생각해 보고 자신에게 맞는 운동을 계획해보라. 이렇게 하면 계획에 현실감이 생기고 당신도 그 계획에 충실할 수 있을 것이다. 만약 내 환자들에게 적용했던 단순한 운동 계획을 사용하고 싶다면 10장을 참고하라.

운동량을 점차적으로 늘려라

신체의 적응력은 놀라울 정도다. 운동 효과를 최대화하기 위해서는 강도를 신중하고 지속적으로 늘려야 한다. 즉 유산소 운동을 하든 중량 운동을 하든 상관없이 신체에 걸리는 부하를 점차적으로 늘리라는 것이다. 신체는 근육, 힘줄, 뼈, 뇌, 유전자의 적응 메커니즘을 유발하는 어느 정도의 스트레스(땀, 심장 박동 수의 증가, 운동 강도)를 필요로 한다. 간단히 말해 운동 효과를 보려면 매일 운동량을 조금씩 늘려야 한다. 즉 운동량, 운동 강도, 운동 횟수를 늘려야 한다는 것이다. 이렇게 운동 부하를 단계적으로 늘리면 운동형태가 완벽해지고, 일상적인 운동 횟수가 늘어나며, 한 번에 하는 운동량이 증가하고 동일한 운동을 보다 빨리 할 수 있는 효과를 볼 수 있다. 이런 긍정적 스트레스는 신체 적응 시스템을 촉발해 신체 각 기관에 대한 혈류 공급을 증가시킬 뿐 아니라 근육, 뼈, 장기의 크기와 밀도, 힘과 신경근 조절기능을 증가시킨다.

운동 시스템에 부하를 점차 늘려가는 데 있어 일반적인 방법은 없지만, 스피드 플레이와 20분 운동(10장에서 자세히 설명)이 신체에 부하를 점차적으로 늘리고 부상을 최소화하면서 최대의 운동 능력을 이끌어낼 수 있는 훌륭한 방법이다.

몸을 사용하라

"사용하지 않으면, 그 기능을 상실한다"라는 말은 상투적인 것이 아니라 연구를 통해 입증된 건강 원칙이다. 긍정적 스트레스를 주는 운동을 이틀만 하지 않아도 우리의 신체와 세포를 최대로 활성화하는 유전자 기능이 상실되기 시작하고, 운동하고픈 마음을 빼앗아 건강을 해치는 유전자를 활성화하게 된다. 다음과 같은 상황을 상상해보라. 운동을 열심히 하다가 어떤 이유에서건 두 달간 운동을 그만두면, 근육량은 10퍼센트 줄고 지구력은 40퍼센트까지 감소한다. 그동안 열심히 했던 운동 효과가 모두 사라지는 것이다.

내가 강조하는 부분은 "특정 부위 운동을 하고나서는 그 부위를 쉬게 하라"는 것이다. 즉 특정 신체 부위 혹은 신체 계통 운동을 하루 하면 다음 날에는 그 부위가 회복되도록 휴식을 취하거나 다른 부위 운동을 해야 한다. 이렇게 온통 F.A.C.E. 운동에 집중하라는 말만 하다보니 주눅들 수도 있겠지만, 매일 건강에 투자하는 것이 가치 있는 일이라고 나는 믿고 있다. 당신은 중요한 존재다.

15분이 당신에게 해 줄 수 있는 일

하루에 15분의 시간을 한 번 혹은 두세 번 내기란 그리 어렵지 않다.
15분 동안 당신이 해낼 수 있는 것들이 무엇인지 살펴보라.

활동	소모되는 칼로리
계단 오르기	150
달리기	150
줄넘기	150
눈 치우기	120
축구	120
테니스	100
걷기	75
자전거 타기	75
수영	75
바닥 청소	70
춤추기	70
가벼운 집안일	60~70
책상에서 작업	30
수면	18
TV 보기	18

08

C—부하 운동

부하 운동이란 무엇인가? 간단하게 말하면 저항 운동이지만 고정된 웨이트트레이닝 기구에서만 하는 것은 아니다. 몸무게와 밀고 당기는 씨름을 하는 것은 마흔 이후의 피트니스에서 중요한 부분이기도 하다. 노화가 진행되는 중에 아무런 운동을 하지 않는다면 25~50세에는 10퍼센트의 근육을 잃게 된다. 또한 50~80세에는 45퍼센트의 근육을 더 잃는다. 이러한 근육의 소멸(근육감소증) 때문에 쉽게 넘어지거나 뼈가 약화되고 일상을 살아가는 데 필요한 힘이 부족해지는 것이다.

근육의 약화를 막는 데 부하 운동은 필수석이다. 또한 부하 운동에는 여러 가지 이점이 있다. 몸매를 근사하게 만들어줄 뿐 아니라 뼈도 튼튼하게 해주고 혈압과 뇌졸중의 위험도 낮춰준다. 또한 운동하는 상황뿐만 아니라 일상생활에서도 근육은 지방조직보다 더 많은 칼로리를 소모한다. 근육을 단련해서 체내에 지방보다 근육이 더 많아지면 근육이 적고 지방이 많을 때보다 기초대사량이 높아진다. 게다가 근육을 축적하고 유지하면 체내의 신진대사가 활성화하고 몸이 튼튼해지며 잘 넘어지지 않게 되어 부상의 위험이 줄어들 뿐만 아니라 기분이 좋아진다. 50세 이후에는 근육이 현저히 줄어들므로 50세 이후에 웨이트트레이닝을 하는 것은 매우 중요하다.

지금 나는 체육관에 가서 운동기구에 앉아 중량기구를 들어 올리는 것에 대해 얘기하고 있는 것이 아니기 때문에, 나는 이 운동을 '중량 운동'이라고 부르지 않는다. 운동할 때나 실생활에서 필요한 힘을 기르려면, 우리가 실제로 사용하는 근육을 강화해야 한다. 이는 최적의 저항 운동을 의미하는데, 여기엔 실생활에서 할 수 있는 관절 가동범위 내에서 몸을 움직이거나 바닥에서 몸을 밀쳐내는 운동이 포함된다. 게다가 우리는 실생활에서 물건을 들어 올리거나 몸을 움직일 때 단 하나의 근육만을 사용하지는 않는다. 전체적인 몸의 힘을 키우는 것이 필요하다.

한 가지 예를 보자. 많은 이가 '대퇴 사두근을 강화하는 운동'이 레그 프레스에 앉아 무거운 추를 들어 올리는 것이라고 믿어왔다. 이런 운동이 대퇴 사두근을 강화할 수 있는 것은 사실이지만, 실생활에서 웅크리고 앉거나 물건이나 아이를 들어 올릴 때는 중심근육, 엉덩이 근육, 햄스트링 근육 등을 사용한다.

특정 근육을 다른 근육과 조화를 이루면서 우리가 사용하는 방법에 따라 단련해야 한다. 몸 전체의 힘을 강화하기 위해서는 레그 프레스에 앉아 운동하는 대신, 월 스쿼트Short Arc Wall Squats나 스쿼트Prisoner Squats 혹은 다양한 런지 운동을 해야 한다.(월 스쿼트와 스쿼트에 대해서는 이 장 뒷부분에서 설명할 것이다.)

환자들의 다리 엑스레이를 보면서 충격에 빠질 때가 종종 있다. 엑스레이는 뼈를 살펴보기 위한 것이지만, 간혹 뼈 주변에 부드러운 조직이 비쳐 보일 때도 있는데, 아주 가느다란 근육층만 보이는 경우도 있고 피부 아래에 두꺼운 지방층이 보이는 경우도 있다. 이는 뚱뚱한 사람과 지나치게 마른 사람 모두에 해당된다. 의자에서 일어나는 일부터 계단을 오르는 일까지, 넘어지지 않기 위해 균형을 잡는 것까지 이 모든 일에는 강한 근육이 필요하다. 거울로 본 자신의 장딴지가 두꺼워 보인다고 해서 뼈와 관절을 지탱하는 근육이 충분한 것은 아니다. 그렇다고 몸이 마른 것이 건강하다는 의미도 아닌데, 이는 근육이 충분하지 않은 것일 수 있기 때문이다.

만약 근육이 있는데 사용하지 않는다면 근육은 곧 소멸된다. 다리가 부러져 깁스를 하면 일주일 뒤 피부와 깁스 사이에 간격이 생긴다. 사용하지 않은 근육이 퇴화한 결과다. 근육을 사용하지 않으면 이러한 현상이 신체 전반에 걸쳐 일어날 수 있다.

근육이 줄어들면 체중도 감소하는가? 아니다. 보통 근육이 약 2.25킬로그램 줄어들면 그 자리에 지방이 같은 무게로 들어찬다. 그런데 이렇게 근육을 대체한 같은 무게의 지방은 우리를 더 뚱뚱해 보이게 한다. 지방이 같은 무게의 근육보다 보통 18퍼센트 정도 부피가 더 크기 때문이다.

1993년에 두 그룹의 마스터스 육상 선수들을 대상으로 실험을 했다. 한 그룹의 육상 선수들은 일주일에 세 번씩 30분 동안 달리기를 했고 다른 그룹은 일주일에 세 번 15분 동안은 달리기를 하고 나머지 15분은 모든 중요 근육을 사용한 중량 운동을 했다. 4주가 끝날 무렵, 달리기와 저항 운동을 같이 한 그룹은 골밀도와 근육량이 눈에 띄게 늘었는데 달리기만을 한 그룹에서는 골밀도와 근육량이 그리 많이 증가되지 않았다.

횟수는 적게 하고 무거운 중량을 들어 올리는 것으로 중장년층도 젊은이들과 비슷하거나 오히려 더 강한 힘을 얻을 수 있다. 중간강도나 고강도 운동으로 근력을 두세 배 증가시키는 것도 비교적 짧은 시간(12주) 안에 가능하다. 또한 고강도의 저항성 훈련으로 먹는 양과 상관없이 체내에 많은 양의 단백질을 유지할 수 있게 된다. 웨이트트레이닝을 계속하다보면 저단백 식사를 하는 사람도 근육을 늘릴 수 있는데, 이는 섭취한 단백질을 체내에 유지하는 능력이 향상되기 때문이다.

근력 강화 운동을 하면 단순히 근육의 양만 늘어난 것이 아니라 근육의 질도 향상된다. 이런 이점은 운동의 강도에 따라 결정되는 것이다. 다시 말해 결과적으로 더 무거운 것을 드는 것이 가벼운 것을 드는 것보다 좋다.

근력 운동은 다른 이점도 있다. 예를 들면 나이가 들면서 체중 관리를 하는 데 중요한 역할을 한다. 이는 휴식할 때 사용하는 에너지가 증가하는 것과 연관되어 있는데, 근육이 많을수록 일상생활만으로도 에너지를 더 많이 소모할 수 있다는 뜻이다. 그렇다면 근육은 얼마나 많은 칼로리를 더 연소시킬 수 있을까? 네덜란드 연구팀의 연구 결과에 따르면 저항 운동을 할 경우 칼로리 연소 능력이 9퍼센트나 증가하는 것으로 나타났다. 이는 식이조절 없이도 가능한데, 이렇게 연소된 칼로리는 체중을 줄이는 데 일조한다. 근력 운동의 또 다른 이점은 당뇨병 환자들의 인슐린 민감성insulin sensitivity(세포들이 얼마나 인슐린에 잘 반응하는가를 나타내는 것)을 높인다는 점이다. 근육이 많아질수록 혈당이 낮아져 몸이 인슐린에 더 효율적으로 반응한다. 제대로 된 주간 근력 증강 프로그램으로 고탄수화물 식사 후 인슐린 수치를 25퍼센트 정도 낮출 수 있다. 마지막으로 근력 운동은 뼈를 튼튼하게 하고 근육량을 늘려줌으로써 낙상을 예방하고 골다공증성 골절을 줄이는 데 일조한다.

웨이트트레이닝 하면 흔히 거대한 몸집의 남자가 육중한 철판을 낀 금속 봉을 들어 올리려고 땀을 흘리면서 용을 쓰는 모습을 연상한다. 하지만 부하 운동을 위해서 꼭 뭔가를 들어 올릴 필요는 없으며 효과를 얻기 위해 굳이 무거운 것을 들어 올리는 것을 반복해서 할 필요도 없다. 가장 좋은 '부하 운동'은 자신의 몸을 이용하는 것이다.

부하 운동은 어떻게 하는가

부하 운동은 대근육군부터 시작하고 점차 소근육군으로 옮겨간다. 먼저 팔과 다리부터 시작하는 게 좋다. 다리 운동은 엉덩이 부위나 사두근에서 다리 쪽으로 내려오면서 더 작은 종아리 근육을 자극해준다. 팔 운동은 흉근과 이두근, 삼두근 등에서 시작해 더 작은 팔 윗부분의 회전근개 근육으로 이동한다. 이런 방식으로 그다지 피곤하지 않다면 가장 힘든 운동도 거뜬히 해낼 수 있다. 이때 운동의 속도를 조절하는 것도 중요하며, 갑작스러운 동작을 피하고 천천히 몸을 통제하면서 해야 한다.

부하 운동에는 아주 다양한 방법이 있다. 굳이 웨이트트레이닝 기구를 사용하지 않아도 된다. 프리웨이트Free weight(덤벨, 탄력 밴드, 몸을 이용)는 중량 운동을 할 수 있는 매우 뛰어난 방법이기도 하다.(튼튼한 고무 밴드처럼 보이는 운동용 밴드, 탄력 밴드라고도 부르는 이것이 효과적이다.) 근력 운동 코치들 중에는 전문 근력 운동기구보다는 오히려 프리웨이트 방식이나 탄력 밴드를 사용한 방식을 선호하는 이들도 꽤 있다. 이런 방식을 이용하면 운동하는 사람이 직접 두뇌와 근육 사이에서 무게 중심을 잡고 통제할 수 있기 때문이다. 잊지 말아야 할 것이 있다. 팔굽혀펴기나 턱걸이 같은 간단한 동작으로 상반신을 들어 올리고, 무릎 구부리기(이 장 뒤쪽에서 설명)와 같은 동작으로 하반신의 하중을 견디는 운동은 여전히 매우 효과적이다.

연구 결과에 따르면 각 근육군을 8~10회 반복적으로 자극하는 동작을 한 세트라고 할 때, 일주일에 두세 번씩 한 세트의 저항 운동으로 얻을 수 있는 효과는 전체 효과의 60퍼센트이고, 같은 횟수로 두

세트를 해준다면 80퍼센트의 효과를 얻을 수 있다. 각 반복 동작은 한 번에 들어 올릴 수 있는 최대 무게 혹은 '1회 반복 최대 중량one-rep maximum'의 60~85퍼센트 내에서 이루어져야 한다.

자신의 1회 반복 최대 중량을 알고 싶다면 계속 중량을 늘려서 한 번에 들어 올릴 수 있는 최대 중량을 파악한다. 이때 무리하게 중량을 늘리면 부상으로 이어질 수 있으므로 주의해야 한다. 탄력 밴드를 사용할 때는 잡아당기기 힘들 때까지 당겨준다.(탄력 밴드는 일반적으로 요구되는 근력 수준에 따라 색깔별로 표시되어 있다. 보통 가장 가벼운 단계는 노란색이며 빨간색, 녹색, 파란색, 회색을 지나 가장 큰 힘을 요구하는 검은색으로 이어진다. 또한 탄력 밴드continuous band라고 부르는 몇몇 탄력 밴드는 고리형이고 다른 몇몇은 일자형인데, 특정 운동을 위해 고리로 묶여 있다.)

근육군에 대한 최대 중량이 결정되면 최대 중량의 70~80퍼센트를 산출해본다. 이것이 당신의 운동 중량이다. 예를 들어 당신이 왼쪽(비우위적 부분) 이두박근으로 한번에 약 9킬로그램을 들어 올릴 수 있다고 하자. 9킬로그램의 80퍼센트는 약 7.2킬로그램이다. 그러므로 당신이 들어 올릴 수 있는 덤벨은 약 6.75킬로그램짜리다. 이때 한 세트는 10회로 이루어진다. 한 세트의 동작으로 60퍼센트의 효과를, 두 세트의 동작으로 최대 운동 효과의 80퍼센트를 얻을 수 있다는 것을 기억하라. 나는 시간의 제약 때문에 근력 운동을 한 세트만 하는데 팔의 힘을 키우고 유지하기에는 그것으로도 충분하다. 최대 중량의 85퍼센트 이상을 들어 올리는 것은 부상의 위험을 증가시키며 60퍼센트 이하로 들어 올리는 것은 오히려 운동 효과를 감소시킨다. 다시 말하자면 전체 횟수는 적더라도 중량의 강도는 일정 수준 이상 유지되어야 한다는 것이다. 느리고 절제된 동작을 통해서 운동이 완전하게 이뤄져야 한다. 또한 들어 올릴 때보다 내리기 동작을 할 때 두 배로 많은 시간을 들여야 한다. 예를 들어 이두근 운동(이 장 뒤쪽에서 설명)을 프리웨이트나 튜브 밴드를 이용해 할 수 있다.(튜브 밴드는 잡아당길 수 있는 커다란 고무 밴드처럼 생겼다. 강도에 따라 크기가 달라지므로 자신의 수준에 맞춰 선택할 수 있다. 탄력 밴드처럼 강도에 따라 색깔이 다른데, 색깔은 모든 브랜드가 일치하지 않고 다양하다. 그래서 당신에게 맞는 제품을 선택하기 위해 시험해볼 필요가 있다. 10회 정도 당길 수 있는 밴드를 선택하면 된다.) 이두근 운동을 할 때는 팔을 구부리는 데 2초, 다시 펴는 데 4초를 할애한 다음 팔에 힘을 뺀다. 이때 갑작스럽게 힘을 쓰는 것은 금물이다. 갑작스럽게 힘을 쓰면 근육 힘줄 접합부(근육과 힘줄을 이어주는 부분)가 파열되기 쉽다.

특정한 무게로 운동을 한동안 꾸준히 하면 그 무게를 들어올리기가 쉬워질 것이다. 이것을 적응 상태라고 한다. 근육을 더 강화하고 싶다면 들어 올리는 중량을 늘리면 된다. 현재 하고 있는 중량 운동을 12회 동안 쉽게 할 수 있다면 중량을 늘릴 시기다. 중량을 5퍼센트 늘리고 횟수를 8회로 줄이도록 하라.

명심해야 할 것은 운동하는 동안 거울을 보았을 때 근육이 울퉁불퉁하게 보인다고 해서 실제로 근육이 커진 것은 아니라는 것이다. 중량 운동을 하는 동안은 근육에서 미세파열이 일어나는 때며, 실제로 근육이 회복해서 크기와 힘을 갖추어 나가는 때는 운동을 쉬는 동안이다. 내가 항상 "운동을 한 다음에는 쉬라"고 말하는 이유가 이것이다.

이번 개정판에서는 24개의 새로운 운동을 추가했고, 완전히 새로운 내용을 담은 10장에서는 몸무게나 중량 운동 기구를 사용한 전신운동을 설명했다. 10장에 나오는 20분 운동은 일상생활에서 실제로 사용하는 실용적인 근육의 힘을 강화하기 위한 전신 운동, 중력 운동, 지면반작용 운동 등에 대해 설명했다.

근력 운동을 통해서 강화되는 근육군

최상의 근력을 얻기 위해서는 겉으로 보이는 멋진 근육에만 집중할 게 아니라 작은 보조 근육에도 집중해야 한다. 사실 이 부분이 가장 중요하다.

상반신

- 광배근Latissimus dorsi: 등에 커다란 V자 모양으로 자리 잡고 있는 두 개의 근육
- 회전근개Rotator cuff: 팔의 골격(위팔뼈)을 어깨 가운데에 안착시킴으로써 어깨의 안정을 유지하는 네 개의 작은 근육군(극상근, 극하근, 견갑하근, 소원근). 회전근개는 어깨 건강에서 핵심적인 부분이다.
- 이두근Biceps: 윗팔 앞쪽에 자리한 근육
- 삼두근Triceps: 윗팔 뒤쪽에 자리한 근육
- 삼각근Deltoid muscles: 어깨를 덮고 있는 근육
- 손목신전근Wrist extensors: 아래팔 뒷부분 근육
- 손목굴근Wrist flexors: 아래팔 앞부분 근육

중심근육

- 복직근Rectus abdominis: 몸 앞쪽 아래에서 중심근육, 흔히 '식스팩'이라고 한다.

- 복사근Oblique abdominals: 등과 배 사이의 허리 양쪽 부분을 감싸고 있는 두 층으로 된 근육. 이 두 개의 근육은 신체 중심부를 안정적으로 유지해주고 등 근육을 받쳐주며 몸을 회전하는 데 중요한 역할을 한다.
- 복횡근Transverse abdominis: 복근을 지탱하고 있는 근육
- 척추기립근Erector spinae: 척추를 지탱하고 안정적으로 몸통을 신전되게 하는 근육
- 다열근Multifidus: 척추의 안정성을 조절하는 작은 등근육

하반신

- 엉덩이Buttocks(세 개의 둔근): 움직임의 가속, 감속과 더불어 골반 안정성을 제공하는 근육
- 고관절 굴근Hip flexors: 고관절을 굽히는 데 사용하는 근육(장요근)
- 사두근Quadriceps: 건강한 허벅지를 위해 핵심적인 역할을 하는 허벅지 앞쪽의 커다란 근육 네 개
- 햄스트링Hamstrings: 무릎을 굽히는 허벅지 뒤쪽 근육
- 전경골근Anterior tibialis: 발목을 굽히는 역할을 하는 정강이 앞부분 근육
- 장딴지근Gastrocnemius: 종아리에 있는 두 개의 근육층 중 하나

피트니스 입문 운동 소개

피트니스 입문 운동(그리고 뒤에 나오는 40가지 저항 운동)의 이점은 번

라이트 박사의 마흔 이후의 피트니스

거롭지 않고 간편하다는 것이다. 특별한 기구가 필요하지도 않으며 사무실 문에 운동 밴드를 걸어놓고 일하는 틈틈이 운동하거나 집에 밴드를 두고 시간이 날 때마다 운동할 수도 있다. 가방에 밴드를 넣고 다니다가 필요할 때마다 꺼내서 할 수도 있다!

다음에 설명하는 피트니스 입문Fitness to Go 운동 가운데 많은 부분이 20분 부위별 운동과 겹친다. 이 부위별 운동은 10장에서 설명하는 6주 운동프로그램의 중요 요소다.

40세 이후 당하기 쉬운 주요 부상 예방 및 최소화

부상은 주로 운동할 때 발생한다. 부상이 발생하는 것은 '과도한 운동'(너무 많이, 너무 급하게, 너무 자주, 너무 적은 휴식), 운동 방법과 형태 혹은 운동에 필요한 근육의 불균형과 약화 때문이다. 주로 당하는 부상 부위는 다음과 같다.

1. 다리와 발목 건염
2. 무릎 통증
2. 등 아랫부분 통증
4. 어깨 통증

다음에 나오는 피트니스 입문 운동에서는 특히 위에서 언급한 네 군데 부위의 부상을 예방하는 데 많은 부분을 할애했다. 당신과 관계되는 부위를 확실하게 찾아내 이에 따른 개인 운동프로그램을 계획하라.

피트니스 입문 운동: 어깨와 팔

어깨의 통증과 회전근개(어깨를 안정되게 만들어 주는 근육)의 파열과 손상은 40세 이후에 나타나는 흔한 문제다. 사실 우리는 밤에 잠을 이루지 못할 정도로 통증에 시달리기 전에는 거의 어깨에 대해서 잊고 산다. 문제는 사람들이 대부분 헬스클럽에 가서 장식용 근육인 이두근이나 삼두근 혹은 가슴 근육에만 치중하여 운동한다는 것이다. 물론 이들 근육은 보기에는 근사할지 모르지만, 어깨 건강이나 운동에 있어서 핵심적인 역할을 하지는 못한다.

몇 가지 단순한 운동만으로도 고통스러운 어깨 통증에서 벗어나 튼튼한 어깨를 만들 수 있다. 회전근개 통증을 다스릴 때 똑같은 운동이 필요하므로 운동기구를 항상 가까이에 준비해둔다. 이 운동은 탄력 밴드와 가벼운 덤벨만으로 충분하나. 운동할 때 느끼는 근육의 저항 강도는 근육이 약간 화끈거리는 정도면 충분하고 그 이상 무리하지 말아야 한다.

이 운동을 위해서는 오직 어깨만 사용해야 한다는 것을 잊어서는 안 된다. 밴드를 당기거나 덤벨을 들기 위해 등 전체를 사용하고 있다면, 무게가 너무 무거운 것이다. 팔을 들어 올릴 때 몸이 움직이거나 튀어 오른다면 등이나 몸통의 힘을 쓰고 있다는 증거다.

회전근개 강화 운동(측면, 전방, 대각선 방향)

이 운동은 네 개의 작지만 필수적인 회전근개(극상근, 극하근, 견갑하근, 소원근)를 강화하고 유지하기 위한 최고의 방법이다. 측면, 전방, 대각선 세 가지 방향으로 해야 한다.

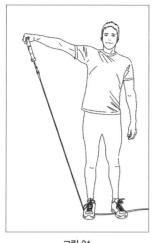
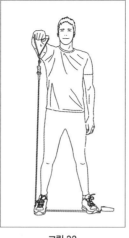
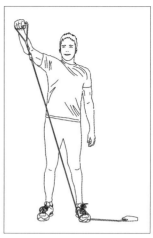

| 그림 31 | 그림 32 | 그림 33 |

01_ 양다리를 어깨 넓이로 벌리고 선다. 중심근육을 긴장시킨다.(모든 운동은 중심근육에 대한 운동이기도 하다.) 탄력 밴드의 한쪽은 오른발 밑에 깔고 오른손으로 반대편 끝을 잡는다. 천천히 팔을 옆으로 뻗어서 어깨와 평행이 되도록 한다.(그림 31) 5초 동안 동작을 유지한다. 천천히 팔을 내린다. 측면 회전근개 강화 운동을 9회 반복한다.

02_ 팔을 다시 올려서 이번에는 앞으로 뻗는다.(그림 32) 이때 등의 감각에 집중한다. 밴드를 들어 올릴 때 어깨만 사용할 뿐 등을 뒤로 빼서는 안 된다. 5초 동안 동작을 유지한 후 천천히 팔을 내린다. 전방 회전근개 강화 운동을 9회 반복한다.

03_ 밴드를 왼발 아래에 두고 오른손으로 계속 밴드를 잡아당긴다. 팔이 V자 모양이 되도록 사선으로 뻗어서 어깨와 평행선이 되도록 한다.(그림 33) 5초 동안 동작을 유지한 다음 천천히 팔을 내린다. 대각선 회전근개 강화 운동을 9회 반복한다.

04_ 밴드를 왼손으로 바꿔 잡은 다음 위의 세 가지 동작을 반복한다.

외전 운동과 내전 운동External and Internal Rotation

이 운동은 극하근과 견갑하근을 강화한다.

01 _ 외전 운동을 위해서는 탄력 밴드 한쪽을 문손잡이와 같은 견고한 물체에 고정하고 왼쪽 옆구리가 문을 향하도록 선다. 오른손으로 밴드의 다른 한쪽을 잡는다.(그림 34)

02 _ 밴드를 잡고 팔꿈치가 왼쪽 옆구리에서 멀어지도록 당긴다. 외전 운동을 9회 반복한다.

03 _ 문손잡이와 같은 견고한 물체에 탄력 밴드를 묶고 문을 바라보고 선다.(그림 35) 오른팔을 옆구리에 붙인 채, 오른팔꿈치로 밴드를 몸에 가로질러 당긴다.(그림 36) 내전 운동을 9회 반복한다.

04 _ 필요에 따라 문과 관련해서는 몸을 조정한다. 두 운동을 왼팔로 반복한다.

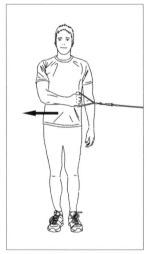

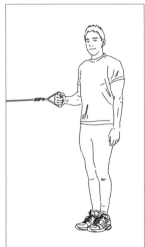

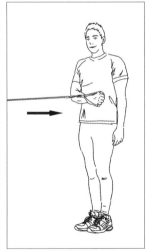

그림 34 │ 팔을 밖으로 회전시키기(바깥쪽)

그림 35

그림 36 │ 팔을 안으로 회전시키기
(안쪽, 사선 방향)

라이트 박사의 마흔 이후의 피트니스

케틀벨 슈러그Kettle Bell Shrug

당신의 어깨 건강은 승모근과 등 윗부분 근육 강화와 연관되어 있다. 케틀벨 운동은 어깨 근육과 신체 중심부위 근육을 강화시켜준다.

01 _ 다리를 어깨 넓이보다 약간 더 넓게 벌린다. 케틀벨을 오른손으로 잡고 팔을 아래로 쭉 뻗어 몸 앞에 위치시킨다.

02 _ 엉덩이를 뒤로 빼 반 스쿼트half squat 자세를 취하고 무릎 각도는 60도를 유지한다.(그림 37)

03 _ 엉덩이 근육에 힘을 주면서 엉덩이를 앞으로 빼내고 이와 동시에 무릎을 곧게 펴 선 자세를 취하고 케틀벨을 가슴 높이로, 가능하다면 머리 위로 들어 올린다.(그림 38)

04 _ 케틀벨을 양쪽 다리 사이로 내리면서 스쿼트 자세를 취한다. 이런 동작을 9회 반복해 한 세트를 완성한다.

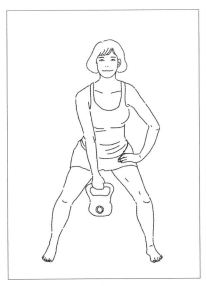

그림 37

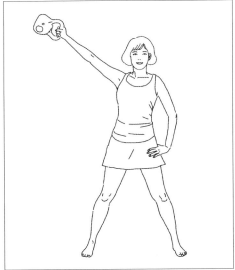

그림 38

05 _ 케틀벨을 왼손으로 바꿔 잡고 1~4번 동작을 똑같이 반복한다.

이두박근 운동

"아! 바로 그 근육!" 이 운동은 설명이 필요 없을
정도로 우리가 잘 알고 있다. 기구를 위로 들어
올려 몸 쪽으로 당김으로써 주요 근육을 강화하
는 것으로 방법은 간단하다. 또한 이 운동을 통
해 나타나는 효과는 겉으로도 멋져 보인다.

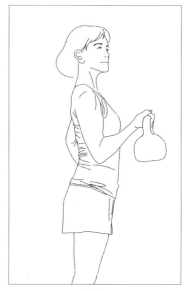

그림 39

01 _ 프리웨이트나 케틀벨을 오른손으로 잡고
발을 어깨 넓이로 벌리고 중심근육을 브레
이싱한다(긴장시킨다).

02 _ 오른손바닥이 앞쪽으로 향하게 한다.

03 _ 오른팔꿈치와 팔 윗부분을 몸에 붙인다.
기구를 어깨 쪽으로 들어 올린 다음(그림
39), 원래 자세로 천천히 내린다.

04 _ 3번 동작을 9회 반복해 1세트를 완성한다.

05 _ 프리웨이트나 케틀벨을 왼손으로 바꿔 잡고 1~4번 동작을 똑같
이 반복한다.

삼두박근 운동Triceps Extension

각 근육군의 균형을 유지하는 것이 중요한데, 이두박근과 삼두박근의
경우도 마찬가지다.

01 _ 프리웨이트나 케틀벨을 오른손으로 잡은 상태에서 발을 어깨 넓
이로 벌리고 무릎을 굽힌다.

02 _ 중심근육을 긴장시키고 허리를 앞으로 굽힌 상태에서 등을 똑바

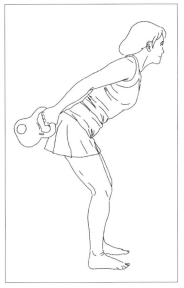

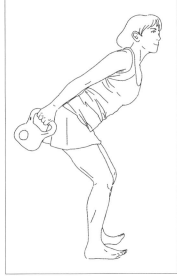

그림 40-1   그림 40

로 뻗는다.

03 _ 팔꿈치를 옆구리에 붙이고 기구를 가슴 쪽으로 들어 올린다.

04 _ 삼두박근에 힘을 가하려면 이 상태에서 팔을 똑바로 펴서 몸통
과 평행이 되게 한다.(그림 40) 이 자세를 3초간 유지한다. 그다음
팔에 힘을 빼 원래 자세로 돌아간다.

05 _ 2~4번 동작을 9회 반복해 1세트를 완성한 다음, 프리웨이트나
케틀벨을 왼손으로 바꿔 잡고 같은 동작을 반복한다.

피트니스 입문 운동: 허리와 중심근육

등의 핵심은 앞부분이다. 등 부위의 근육은 실제로 복부나 옆구리의

근육보다 작다. 중심근육이라고 부르기도 하는 복부 쪽의 커다란 직근이나 옆구리에 있는 복사근은 우리 몸의 등과 골반을 받쳐주고 통증을 예방하는 구실을 한다. 따라서 허리 통증을 예방하고 그 부작용을 막으려면 무엇보다 중심근육에 주의를 기울여야 한다. 또한, 중심 근력Core strength은 달리기(달리기를 하는 사람들은 중심 근력이 약하기로 유명하다)부터 골프(타이거 우즈가 공을 그렇게 멀리 쳐낼 수 있는 힘이 어디서 오겠는가?)에 이르기까지 모든 스포츠에 필수적이다. 종목이 무엇이건 상관없이 당신의 중심 근력이 약하다면 그것은 중심근육에 제대로 주의를 기울이지 않았기 때문이다.

중심근육은 정확히 어디일까? 몸의 중간부를 감싸고 있는 근육 '벨트'다. 우선 중심근육에는 복부에 '식스팩'을 형성하는 복직근이 들어간다. 또한 더 중요한 것은 비스듬하거나 사선으로 이어진 근육으로 구성되어 있는데 뒤에서 앞으로 몸을 감싸면서 이어져 있어 자연스럽게 중량 벨트를 형성한다. 엉덩이 위쪽에 손을 올리고 손바닥 아래 근육에 힘을 주어보라.(숨을 들이마시는 것이 아니라 마치 대변을 볼 때처럼 골반에 힘을 주고 아래로 밀어낸다.) 이렇게 자연 중량 벨트를 긴장시키는 것을 '브레이싱bracing'이라고 부르는데 이 근육을 자주 브레이싱 해주면 점점 단단해지는 것을 느낄 것이다. 지금 근육이 단단하게 느껴지지 않는다고 해서 근육이 없다는 것은 아니다. 그저 오랫동안 사용하지 않아서 잡히지 않는 것일 뿐이다. 당신의 목표는 굳이 운동하지 않더라도 온종일 이 근육이 사용될 수 있도록 만드는 것이다.

일주일에 적어도 세 번 정도는 다음 운동을 해줘야 한다. 일을 마치고 쉬는 동안 해도 좋다. 이중에서 하나밖에 할 수 없는 상황이라면 플랭크plank를 선택하라.

다잉 버그Dying Bug(죽어가는 벌레 자세)

이 운동은 아래쪽 중심근육과 고관절 굴근을 안정시킨다.

01＿등을 대고 누워 왼팔을 머리 위쪽으로 뻗은 다음 오른쪽 무릎을 90도 각도로 굽힌다.

02＿중심근육을 브레이싱한다.

03＿등을 반듯이 해서 뻗은 쪽 다리를 바닥에서 약 30센티미터 들어 올린 후 3초간 유지한다.(그림 41)

04＿1~3번 동작을 9회 반복한 다음 팔과 다리를 바꾼다.

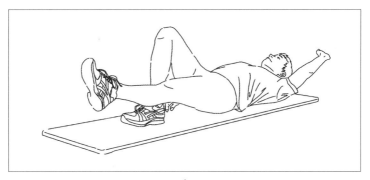

그림 41

플랭크Plank

내가 개인적으로 좋아하는 이 운동은 중심근육 전체에 좋다. 특히 아래쪽 중심근육에 좋다는 것을 느낄 것이다.

01＿배를 바닥에 대고 엎드린 다음 중심근육을 브레이싱한다.

02＿팔꿈치와 발끝으로 몸을 지탱해서 밀어 올린다. 어깨를 보호하기 위해 팔꿈치를 앞으로 내밀지 말고 똑바로 한다.

03＿엉덩이가 어깨와 평행해지도록 낮춘다.(그림 42) 배꼽을 척추 쪽으로 당긴다. 이것이 플랭크 운동의 핵심이며 이는 중심근육 강화

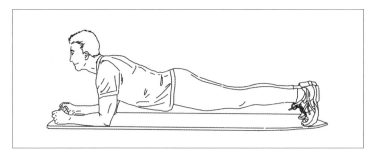

그림 42

에 아주 좋다.

04_ 30초 동안 그 자세를 유지한다.(아니면 10초 동안 자세를 유지하면서 9회 반복하는 것도 좋다.) 점점 힘이 생기면 최대 2분간 유지하도록 한다.

플랭크 자세에서 발가락으로 지탱하기가 어려울 경우 무릎으로 대체할 수도 있다. 상체의 힘이 온몸을 지탱하기에 충분하지 않을 때 발끝으로 플랭크 자세를 유지하기 어려운데 그때는 발가락 대신에 무릎으로 중심을 잡으면서 자세를 유지해도 된다. 중심과 상반신의 힘이 증가하면 발가락으로 몸을 지탱하면서 다시 플랭크 운동을 해준다.

사이드 플랭크Side Plank

또 다른 좋아하는 자세인 이 운동은 복사근을 강화하고 허리를 줄이는 데 핵심적이다.

01_ 옆으로 누운 상태에서 중심근육을 브레이싱한다.

02_ 바닥에서 몸을 일으킨다. 왼발과 왼팔로 체중을 지지한다.(그림 43) 중간이 처지지 않도록 자세를 유지한다. 어깨가 팔꿈치와 일직선이 되도록 하라.

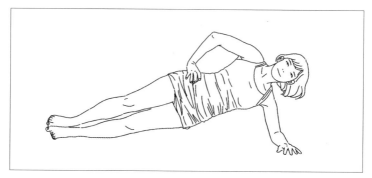

그림 43

03_ 복사근을 긴장시킨다.(복사근이란 옆구리 부분을 관통하는 근육이라고 이미 얘기했다.)

04_ 30초 동안 그 자세를 유지한다.(아니면 10초 동안 9회 반복하는 것도 좋다. 점점 힘이 생기면 최대 2분간 유지하도록 한다.)

05_ 오른쪽으로 바꾸고 1~4번 동작을 반복한다.

사이드 플랭크에서 한쪽 발로 지탱하는 대신 무릎을 사용하는 것도 가능하다. 팔이나 발의 힘만으로 지탱하기엔 상반신의 힘이 모자란 경우에도 무릎을 구부려 하반신을 지탱해주면서 체중을 싣는다. 중심부와 상반신을 강화하려면 발을 쉬는 동안에 사이드 플랭크로 바꾸어 할 수 있다.

사이드 플랭크 자세에서 하는 어퍼 레그 스윙

사이드 플랭크 자세를 쉽게 할 수 있다면, 추가 동작을 도입해 운동량을 늘려라. 이렇게 하면 중심근육과 골반근육이 강화된다.

01_ 오른쪽으로 누워 중심근육을 긴장시키고 엉덩이근육에 힘을 준다.

02_ 오른발과 팔로 몸을 지탱하면서 몸을 들어 올린다.(그림 44) 이때

엉덩이가 위로 올라가거나 밑으로 내려가지 않도록 한다. 오른쪽 어깨는 오른팔꿈치와 일직선상에 놓여 있어야 하며 발목에서 어깨에 이르는 몸체 또한 일직선상에 놓여 있어야 한다.

03 _ 사이드 플랭크 자세를 그대로 유지한 채 왼쪽 다리를 들어 앞뒤로 10초간 흔들어 1세트를 완성한다.

04 _ 왼쪽으로 누워 1~3번 동작을 똑같이 반복한다.

사이드 플랭크 자세에서 하는 어퍼 레그 리프트

사이드 플랭크 자세를 제대로 취하면, 그 반대쪽 근육도 강화되기 때문에 사이드 플랭크 자세에서 다양한 동작을 취할 수 있다.

01 _ 오른쪽으로 누워 중심근육을 준비하고 엉덩이근육에 힘을 준다.

02 _ 오른발과 팔뚝으로 몸을 지탱하면서 몸체를 들어 올린다.(그림 44) 이때 엉덩이가 위로 올라가거나 밑으로 내려가지 않도록 한다. 오른쪽 어깨는 오른팔꿈치와 일직신성에 놓여 있어야 하며 발목에서 어깨에 이르는 몸체 또한 일직선상에 놓여 있어야 한다.

03 _ 왼쪽 다리를 가능한 한 높게 들어 올려 그 자세를 45초간 유지한

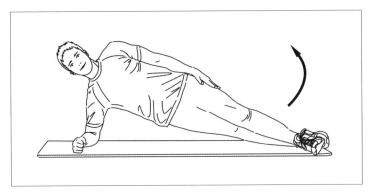

그림 44

라이트 박사의 마흔 이후의 피트니스

다음 다리를 내린다. 이런 동작을 9회 반복함으로써 1세트를 완성한다.

04_ 왼쪽으로 누워 1~3번 동작을 똑같이 반복한다.

슈퍼맨 자세

몸에는 앞쪽과 뒤쪽에 각각 중심근육이 있다. 이 운동은 작지만 중요한 등쪽 중심근육인 다열근을 강화한다.

01_ 반듯하게 배를 대고 엎드려 몸통을 브레이싱한다.

02_ 머리 위로 팔을 뻗는다.

03_ 다리와 팔을 동시에 바닥에서 뗀다.(그림 45) 5초 동안 유지한 후 이완한다.

04_3번 동작을 9회 반복한다.

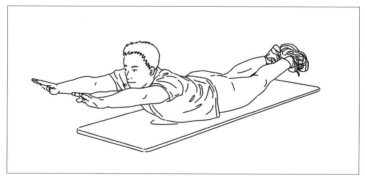

그림 45

클래식 크런치 Classic Crunch

몸을 들어 올릴 때 중심근육 대신 주로 고관절 굴근을 사용하는데 그러면 안 된다. 이 운동을 할 때는 단지 허리만을 들어 올리는 것이 아니라 상체를 확실하게 들어 올려 신체 중심부위를 바닥에서 떼어

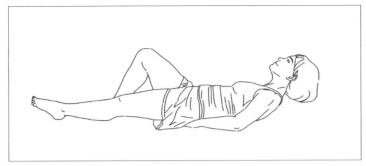

그림 46

놓아야 한다.

01_바닥에 똑바로 누워 한쪽 무릎을 90도로 당겨 골반을 고정시킨
다음 팔을 몸 밑으로 넣는다.

02_중심근육을 긴장시키고 척추 아랫부분을 고정한 채 머리와 어깨
를 들어 올린다.(그림 46) 이때 턱은 전방을 향하고 몸을 들어 올
릴 때 숨을 내쉰다. 가슴은 위를 향해야지 무릎을 향해서는 안
된다.

03_어깨와 머리를 내리면서 숨을 들이쉰다.

04_1~3번 동작을 9회 반복해 1세트를 완성한다.

러시안 트위스트Russian Twist

중심근육 운동은 기초 운동을 완전히 몸에 익히고 다음 단계로 넘어
갈 준비가 되어 있는 사람들을 위한 것이다. 이 운동은 신체 중심부
위의 앞부분 근육과 복사근을 사용하고 동작은 좌우 번갈아가면서
한다.

01_중심근육을 긴장시키고 몸을 45도로 기울인 채 앉는다. 무릎을
45도로 굽히고 발바닥은 바닥에 평평하게 댄다.

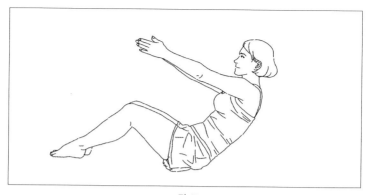

그림 47

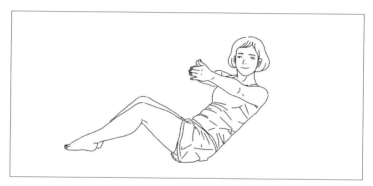

그림 48

02_ 손바닥을 마주하고 팔을 앞으로 뻗는다.(그림 47)

03_ 팔과 몸통을 오른쪽 왼쪽으로 번갈아가면서 최대한 비튼다.(그림 48)

04_3번 동작을 9회 반복해 1세트를 완성한다.

오블리크 트위스트Oblique Twist

바닥에서 하는 운동은 옆구리 근육을 강화하는 데 도움이 된다.

01_ 바닥에 반듯이 누워 다리를 들어 무릎을 90도로 굽힌다. 팔을

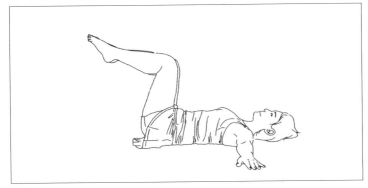

그림 49

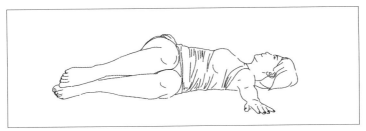

그림 50

양옆으로 뻗은 상태에서 중심근육을 긴장시키고 몸의 균형을 잡는다.(그림 49)

02_ 양쪽 어깨는 바닥에 그대로 붙인 채, 하반신을 틀어 무릎이 오른쪽 바닥에 닿게 한다. 그러면 통증 없이 중심근육과 등 아래 근육이 스트레칭되는 것을 느끼게 된다.

03_ 왼쪽으로도 자세를 취한(그림 50) 다음 처음 시작 자세로 돌아간다.

04_ 1~3번 동작을 9회 반복해 1세트를 완성한다.

마운틴 클라이머Mointain Climber

이 운동 역시 숙련자들을 위한 것이다. 이 운동은 자세가 중요하다.

최상의 자세를 취하고 있는지를 확인하기 위해 거울을 사용해도 괜찮다. 등은 평평하게 하고 무릎은 가슴을 향하게 한다.

01 _ 중심근육을 긴장시키고 팔을 쭉 뻗어서 팔굽혀펴기 자세를 취한 다음 어깨에서 발목까지를 일직선으로 만든다.(그림 51)

02 _ 등은 일직선을 유지하면서 오른쪽 다리를 들어 올려 가능한 가슴 가까이 당긴(그림 52) 후, 처음 자세로 되돌아간다.

03 _ 이번엔 왼쪽 다리로 바꿔 가능한 가슴 가까이 당긴 다음 처음 자세로 되돌아간다.

04 _ 2~3번 동작을 9회 반복해 1세트를 완성한다.

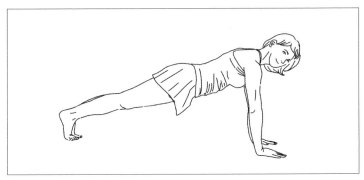

그림 51

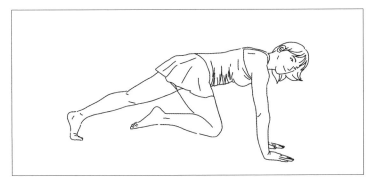

그림 52

케틀 벨 트위스트 Kettle Bell Twist

케틀 벨(혹은 프리웨이트)의 무게를 약간 올리면 복사근 운동을 할 때 몸의 균형을 잡아줘 동적 안정성을 강화할 수 있다.

01 _ 중심근육을 긴장시켜 등을 똑바로 세우고 다리를 어깨 넓이로 벌린다.

02 _ 케틀 벨(혹은 프리웨이트)을 양손으로 잡고 왼쪽 어깨 높이로 든다.(그림 53)

03 _ 오른쪽 복사근을 수축해 케틀 벨을 오른쪽 무릎 바깥쪽으로 천천히 이동시킨다.(그림 54) 이 자세에서 잠시 멈춘다.

04 _ 케틀 벨을 몸 앞으로 이동시켜 왼쪽 어깨까지 끌어 올린다. 이 동작을 9회 반복해 1세트를 완성한다.

05 _ 이번엔 방향을 바꿔 2~4번 동작을 반복한다.

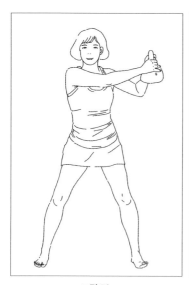

그림 53

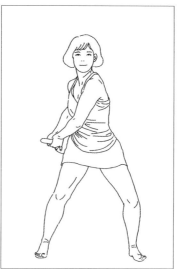

그림 54

라이트 박사의 마흔 이후의 피트니스

피트니스 입문 운동: 엉덩이 근육, 대퇴 사두근, 무릎

걷기, 달리기, 등산, 사이클링, 자리에서 일어나 움직이는 것까지 포함한 거의 모든 운동의 핵심은 엉덩이 근육(세 겹으로 이루어진 근육), 중심근육(신체 중심부위의 앞부분과 뒷부분 근육)과 허벅지 근육이다. 많은 부상과 통증은 이런 근육이 약화되어 나타나는 현상이라고 할 수 있다. 이런 근육을 확실하게 강화한다면, 부상을 최소화하고 운동 능력은 최대한으로 끌어 올릴 수 있다.

월 스쿼트Short Arc Wall Squat

이 오래되고 신뢰할 수 있는 동작은 집에서나 직장에서나 벽이 있는

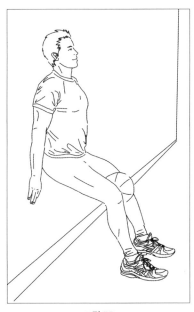

그림 55

곳 어디라면 할 수 있다. 다음번에는 전화하면서 시도해보라. 이 운동은 사두근과 엉덩이, 중심근육 강화에 좋다.

01_ 등을 벽에 대고 다리는 어깨 넓이로 벌린다. 무릎 사이에 둘둘 만 수건이나 메디신 볼(운동과 치료용 공)을 끼운다.

02_ 중심근육을 브레이싱하면서 배꼽을 척추 쪽으로 당긴다.

03_ 중심근육을 그대로 유지한 채 천천히 미끄러져 내려와 무릎이 약 60도가 될 때까지 굽힌다.(그림 55) 바닥과 살짝 평행이 되는 정도다. 무릎을 굽히는 정도를 제한하여 무릎에 가해지는 압박을 줄이

면서도 사두근을 강화한다.

04＿구부린 자세에서 10초를 유지한 다음 선 자세로 돌아간다. 9번을
　　반복한다.

　월 스쿼트 동작을 쉽게 한다면 좀 더 어려운 동작인 스쿼트를 할
수 있다. 스쿼트는 이 장의 뒤에 나오는데 월 스쿼트를 벽 없이 하는
것이라고 보면 된다. 스쿼트의 시작 자세는 이 장에서 소개되는 여러
가지 운동에서 공통적으로 사용하고 있다.

스트레이트 레그 레이즈Straight Leg Raise

많은 트레이너가 오래 전부터 이용해왔던 이 운동(하지만 내가 별로 좋
아하지 않는 것 중 하나다)은 대퇴 사두근과 고관절 굴근, 중심근육을
강화한다. 이 운동을 할 때 고관절 굴근뿐만 아니라 대퇴 사두근도
사용해야 한다.

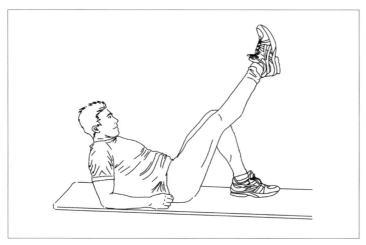

그림 56

01_등을 대고 반듯이 누워서 중심근육 부분을 긴장시킨다.

02_오른쪽 다리는 무릎을 구부리고 왼쪽은 다리를 똑바로 편다.

03_등을 대고 반듯이 누운 채 양쪽 허벅지가 평행이 될 때까지 왼쪽 다리를 들어 올린다. 이 자세를 5초 동안 유지한 후 거의 바닥에 닿을 때까지 다리를 내려준다. 이때 등이 바닥에서 떨어지지 않게 조심한다.

04_3번 동작을 9회 반복한다. 그런 다음 오른쪽 다리로 바꾼다.

강도를 높이려면 팔꿈치(그림 56)로 몸을 지탱하거나 손으로 지탱한 채 전체 동작을 반복한다.

다리 외전 운동Leg Abduction

이 운동은 다리를 몸에서 멀어지는 쪽으로 움직이는 근육을 강화한다.

01_옆으로 누워서 복부 근육을 브레이싱한다.

02_아래쪽 왼쪽 다리를 굽혀서 엉덩이 쪽으로 올리고 오른팔로 몸통을 지탱한다.(그림 57)

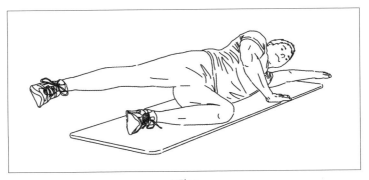

그림 57

03_ 오른쪽 다리를 들어 올려서 몸 뒤쪽으로 뻗는다. 이때 몸통이 뒤로 쏠리지 않도록 한다.

04_ 셋을 세는 동안 유지한다. 중심근육을 긴장시키고 엉덩이 부위에서 긴장감을 느낄 수 있도록 집중한다. 다리를 처음 위치로 복귀시킨다.

05_ 2~4번 동작을 9회 반복한 다음 왼쪽 다리로 바꾼다.

다리 내전 운동Leg Adduction

이 운동은 다리를 몸의 중심 쪽으로 움직이게 하는 근육을 강화한다.

01_ 오른쪽 옆으로 누워 오른팔로 가슴을 받치고 복근을 브레이싱한다.

02_ 왼쪽 무릎을 구부려서 왼발을 오른쪽 무릎 앞에 둔다.

03_ 아래쪽 다리를 바닥에서 떼서(그림 58) 올리는데 이때 몸통이 뒤로 휘지 않도록 주의한다.

04_ 셋을 세는 동안 유지한다. 중심근육을 긴장시키고 오른쪽 다리 안쪽에서 긴장을 느낄 수 있도록 집중한다. 오른쪽 다리를 내려 처음 동작으로 돌아간다.

05_ 3~4번 동작을 9회 반복한 다음 반대쪽으로 바꾼다.

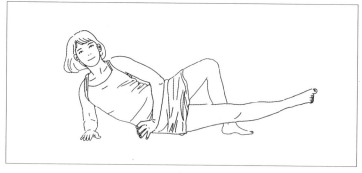

그림 58

라이트 박사의 마흔 이후의 피트니스

다리 외전 운동과 내전 운동을 결합해도 좋다. 처음에는 누워서 외전 운동을 한 다음 휴식하지 않고 다리 내전 운동을 한다. 다시 방향을 바꾸어 누운 다음 다리 외전 운동을 시작한다.

스쿼트Prisoner Squat

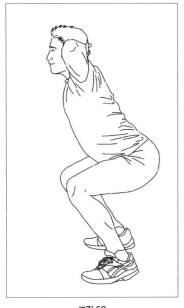

그림 59

이 운동은 대퇴 사두근, 엉덩이근육, 중심근육을 강화한다. 이는 간단하게 얘기해서 벽 없이 하는 월 스쿼트다. 이 운동은 똑바로 서서 균형을 잡는 데 도움이 된다. 이 운동을 할 때는 자세가 중요하다. 상체를 뒤로 젖혀 무릎이 발목과 일직선상에(앞이 아닌) 놓이도록 해야 한다.

01_ 어깨 너비보다 조금 넓게 양발을 벌리고 무릎과 발목이 일직선상에 놓인 상태를 유지하며 쪼그려 앉는다.

02_ 등을 곧게 펴고 머리는 든다. 손은 머리 뒤에 대고 깍지를 낀다.(그림 59) 그런 다음 일어선다.

03_ 1~2번 동작을 9회 반복한다. 하루에 여러 번 해준다.

스쿼트를 할 때, 상체 단련을 위해 발로 탄력 밴드를 밟고 양손으로 밴드의 끝을 각각 잡는다. 쪼그리고 앉으면서 밴드를 어깨 위까지 당겨 올려준다. 손바닥을 앞으로 향하게 하여 밴드를 어깨 위로 끌어올리면 등 부분에 자극이 가해진다. 또한 손바닥을 몸 쪽으로 향하게 하고 팔꿈치를 움직이지 않으면, 이두근을 강화하는 운동을 할 수도 있다.

몬스터 워크 Monster Walk

중둔근을 강화하는 데 이만큼 효과적인 운동
은 없다. 이 운동은 효과도 좋고 동작 또한 매
우 재미있다.

01_탄력 밴드를 양쪽 발목에 건다.

02_양손을 허리에 대고 발은 어깨 넓이만큼
벌린다. 이렇게 하면 밴드가 약간 팽팽해
진다. 중심근육을 긴장시키고 무릎을 약간
구부린다.(그림 60)

03_오른발로 반 발짝 앞으로 간 다음 왼발을
반 발짝 앞으로 옮겨 오른발과 나란히 놓
는다. 이때 밴드는 항상 탄력을 유지하게
되고 엉덩이 윗부분에 힘이 실리는 것을
느끼게 될 것이다.

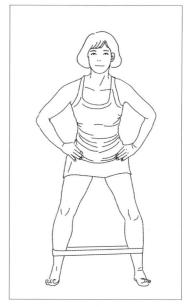

그림 60

04_이런 동작을 9번 실시한 다음 반대로 왼발로 먼저 반 발짝 앞으
로 나가는 동작을 10번 실시해 1세트를 완성한다. 아니면 방을
45초간 그냥 걸어다녀도 상관없다.

파이어 하이드런트 Fire Hydrant

이 운동은 힘이 들긴 하지만 엉덩이 근육에 큰 효과를 준다. 엉덩이
를 무릎과 일직선상에 놓으면 엉덩이에 상당한 힘이 가해지는 것을
느끼게 된다.

01_양손과 양쪽 무릎을 바닥에 대는데, 이때 엉덩이와 무릎은 일
직선이 되게 한다. 어깨는 바닥을 짚은 손과 일직선이 되게 한
다. 손과 무릎은 어깨 넓이만큼 벌린다. 이때 중심근육을 긴장

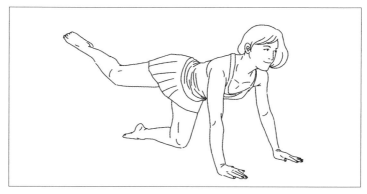

그림 61

시킨다.

02_ 등을 곧게 편 상태에서 무릎을 살짝 굽힌 상태로 오른쪽 다리를 들어 올린다. 이 동작을 지탱해주는 (왼쪽) 엉덩이는 왼쪽 무릎 바로 위에 있어야 한다.

03_ 오른쪽 다리를 몸체와 일직선이 되도록 쭉 편 다음(그림 61) 처음 자세로 돌아온다.

04_ 1~3번 동작을 9회 반복해 1세트를 완성하고 다음엔 왼쪽 다리로 운동을 계속한다.

러너스 런지Runner's Lunge

이 운동은 근력과 신경근 조절 능력을 강화하는 데 중요하다. 이 운동은 달리거나 걸을 때 사용하는 근육을 강화시켜준다.

01_ 왼쪽 무릎을 약간 굽힌 채 왼발이 앞으로 나가는 런지 자세를 잡는다. 몸무게는 왼발 뒤꿈치와 오른발 발가락으로 지탱한다.

02_ 중심근육을 긴장시키고 엉덩이 근육에 힘을 준다.

03_ 왼쪽 무릎이 90도가 될 때까지 몸을 서서히 낮춘다. 왼발목은 직

각을 유지해야 하며 오른쪽 무릎은
바닥에 거의 닿을 정도로 낮아야 한
다.(그림 62) 상반신은 똑바로 세운다.

04_ 이 자세를 잠시 유지한 상태에서 엉덩
이 근육에 힘을 주면서 엉덩이를 살
짝 앞으로 당긴 다음 처음 자세로 돌
아간다. 이 동작을 9회 반복해 1세트
를 완성한다.

05_ 위치를 바꿔 오른발을 왼발 앞에 놓
고 2~4번 동작을 반복한다.

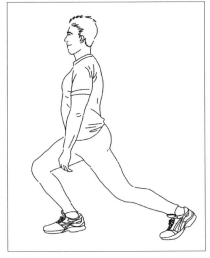

그림 62

리버스 스플릿 스쿼트Reverse Split Squat

이 운동을 일종의 런지라고 생각할 수도 있지만, 다리를 반대 방향으
로 움직이면 신체 전면 근육이 강화돼 전체적인 안정감을 확보할 수
있다.

01_ 다리를 모으고 서서 중심근육을 긴장시킨다.

02_ 왼발 뒤꿈치에 몸무게를 실으면서 오른발을 뒤로 뺀다.(결국엔 그
림 62와 같은 자세가 된다.)

03_ 오른쪽 엉덩이를 당기면, 엉덩이 둔근이 늘어나는 것을 느낄 수
있다. 이 낮은 자세를 3초간 유지하고 나서 몸을 일으킨다. 이런
동작을 반복한다.

04_ 몸을 낮추고 일으키고 하는 동작을 9회 반복해 1세트를 완성한
다. 그다음 왼발로 바꿔 이 동작을 반복한다.

피트니스 입문 운동: 다리 아래쪽

다리 아래쪽에 문제가 생기면 걸을 때마다 아프거나 운동 중 부상을 당하기 쉽다. 다음에 소개하는 운동으로 정강이통, 종아리 근육 당김, 아킬레스건염과 비골건(발목의 바깥쪽 뒤에 위치) 염증 등을 피할 수 있다. 조금만 주의를 기울이면 이 조용한 근육들은 행복하고 부지런하게 당신을 위해 봉사할 것이다.

저측 굴곡Plantar Flexion
배측 굴곡Dorsiflexion

이 운동은 종아리와 전경골근의 강화에 도움이 된다.

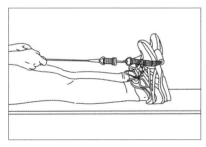

그림 63

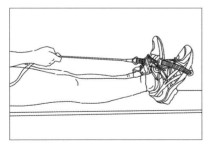

그림 64 | 발바닥 쪽으로 구부리기

01_ 바닥에 앉아서 원한다면 발목과 종아리 아래쪽에 둘둘 만 수건을 놓는다.

02_ 탄력 밴드의 끝을 발바닥 중간에 끼우고 한손으로는 밴드의 다른 끝을 잡는다.(그림 63)

03_ 자동차의 가속 페달을 밟듯이 발목을 앞으로 숙이고(그림 64) 5초 동안 그대로 유지한다. 종아리(저측 굴곡)에 피로감을 느낄 때까지 반복한다. 왼발로 방향을 바꿔 반복한다.

04_ 다리 앞부분 혹은 전경골근을 강화하기 위해(발등 쪽으로 구부리기 위해) 바닥에 앉은 채 원한다면 발목 부분에

둘둘 만 수건을 놓는다. 탄력 밴드의 한쪽 끝을 견고한 물체에 고정하고 다른 한쪽 끝은 오른발에 끼운다.(그림 65)

05_ 발목을 숙였다가 세운 상태에서(그림 66) 5초 동안 그대로 유지한다. 전경골근에 피로감을 느낄 때까지 반복한다. 왼발로 바꿔 반복한다.

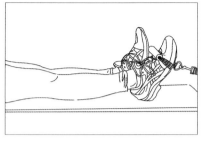

그림 65

앵클 인버전/앵클 이버전
Ankle Inversion/Ankle Eversion

이 운동들은 비골과 후경골근을 강화한다.

01_ 바닥에 앉아서 수건을 둘둘 말아 발목과 종아리 아래쪽에 놓는다.

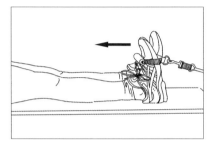

그림 66 | 발등 쪽으로 당기기

02_ 운동 밴드의 한쪽은 견고한 물체에 고정하고 나른 한쪽 끝은 왼발에 끼운다. 밴드는 몸 바깥쪽으로 당겨져야 한다.(그림 67)

03_ 다리 전체가 아니라 발목과 발만 사용해서 몸 쪽으로 밴드를 당긴 다음(그림 68) 5초 동안 그대로 유지한다. 후경골근에 피로감이 느껴질 때까지 동작을 반복한다.

04_ 왼발에 밴드를 유치한 채 위치를 바꿔 밴드를 몸 앞쪽으로 당겨준다.

05_ 다리 전체가 아니라 발목과 발만 사용해서 발이 몸의 중앙에서 바깥쪽으로 나가도록 밴드를 당겨준다. 발을 바깥쪽으로 당겨서 5초 동안 유지한 후 비골근에 피로감이 느껴질 때까지 동작을 반복한다.

06_ 밴드를 오른발로 이동하고 2~5번 동작을 반복한다. 필요에 따라 밴드의 위치를 조정한다.

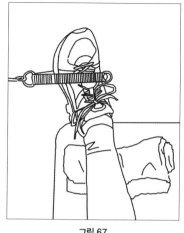 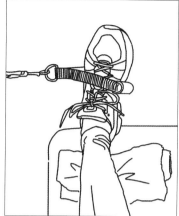

| 그림 67 | 그림 68 ┃ 발을 안쪽으로 움직인다. |

　다리 강화와 근육 불균형, 정강이 골절 예방을 위해 이 운동을 할 때 대부분 탄력 밴드를 사용하지만 아무런 기구를 사용하지 않고서도 운동은 가능하다. 중요한 것은 뒤로 당기기와 앞으로 구부리기로 발목의 근육을 강화하는 것이다. 이러한 운동은 사무실이나 공항 혹은 집에서 요리하는 중에도 가능하다.

벽에 기대서 정강이 올리기

이 운동은 정강이 앞부분에 있는 전경골근을 강화한다.

01 _ 벽에서 한 발 떨어져 양발을 어깨 넓이로 벌린 다음 등과 어깨를 벽에 대고 선다.

02 _ 양쪽 발에서 발끝을 바닥에서 동시에 떼고 발꿈치로 몸을 지탱하면서 몸 쪽으로 구부린다.

03 _ 천천히 발끝을 거의 바닥에 닿을 때까지 내리고 나서 다시 위로 올리면서 구부린다. 9회 반복한다.

이 동작이 익숙해지면 위로 구부리고 아래로 발목을 늘리는 '율동'을 재빨리 할 수 있게 될 것이다. 벽에 기대서 정강이 올리기 동작을 편안하게 마칠 수 있으면(기본 동작과 빠른 동작 모두) 한쪽 다리로 정강이 올리기 동작을 해본다. 이 동작은 한 다리는 바닥에 두고 다른 한 다리는 뒤쪽 벽에 가볍게 닿게 하는 것을 제외하고 기본적으로 양쪽 다리를 동시에 하는 것과 다를 바 없다. 이제 전체 동작을 할 때는 달리기를 할 때와 같이 전체 체중이 발 한쪽에 다 실리며 이는 좀 더 고난도의 동작으로 간주된다.

발꿈치 내리기

이 동작은 정강이통을 예방하기 위한 최고의 운동이다.

01_두 발을 모으고 섰다가 오른발을 자연스럽게 앞으로 내딛는다.

02_발꿈치가 바닥에 닿을 때 체중이 앞으로 실리는데, 이때 오른쪽 다리를 구부리는 것을 피해야 한다. 이 동작은 달리기를 할 때와 같이 발동작을 해줌으로써 전경골근을 수축시키는 효과가 있다.

03_체중을 뒤쪽으로 이동하고 발을 처음 위치로 되돌린다. 9회 반복한다.

04_왼발로 바꿔가며 1~3번의 동작을 반복한다.

발걸음을 좁혀서 이 동작을 숙달했다면 보폭을 늘려서 운동의 강도를 좀 더 높여준다.

피트니스 입문 운동: 전신 운동

다른 근육은 안 움직이고 한 근육만을 움직일 수 있는 사람은 아무도 없다. 특히 실생활에서나 운동을 하면서 한 곳에서 다른 곳으로 급격하게 몸을 움직여보면 분명하게 알 수 있다. 다음에 소개하는 운동은 서로 연관돼 움직이는 근육을 강화해 속도, 힘, 민첩성을 높인다. 이 운동은 40세가 넘은 사람이 부상을 최소화하고 운동 능력을 최대화하는 데 꼭 필요한 운동이다.

버티컬 점프Vertical Jump

수직으로 얼마나 점프할 수 있는가? 지금 이를 측정해 기록하고, 6주 중량 운동을 하고 난 다음에 다시 측정해보라. 그러면 지면에서 뛰어오르는 근육의 힘이 놀라울 정도로 좋아진 것을 확인하게 될 것이다.

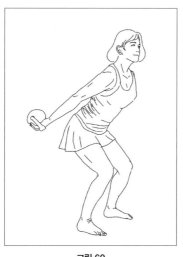

그림 69

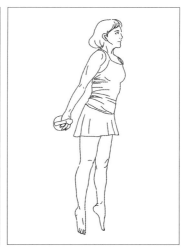

그림 70

01 _ 몸을 똑바로 하고 중심근육을 긴장시킨 채 몸을 낮춰 스쿼트 자세 (월 스쿼트 자세와 비슷)를 취한다. 이때 엉덩이, 등, 무릎은 발목으로 받쳐주고 발은 어깨 넓이로 벌린다. 난이도를 높이기 위해 양손에 작은 기구, 요가 볼 혹은 케틀 벨을 들어도 괜찮다.(그림 69)

02 _ 팔을 옆구리 가까이에 대고 최대한 높이 점프한다.(그림 70)

03 _ 무릎은 굽히고 발은 어깨 넓이로 벌린 상태에서 착지한다. 무릎 앞부분에 통증이 느껴지지 않도록 무릎과 발목을 동시에 이용해 조심스럽게 착지한다.(발가락으로 착지하면 안 된다.)

04 _ 균형을 유지하면서 1~3번 동작을 9회 반복해 1세트를 완성한다.

플라이오 점프 Plyo Jump

순발력을 강화하려면 엉덩이 근육, 중심근육, 다리 근육을 동시에 강화해야 하며, 균형감각 또한 제대로 갖추고 있어야 한다.(플라이오plyo 는 '플라이오 메트릭plyometrics'의 준말인데, 이는 근력을 강화하기 위해 근육의 수축과 이완 과정을 빠르게 진행하는 운동이다.)

01 _ 몸통을 똑바로 하고 중심근육을 긴장시킨 채 오른쪽 다리를 뒤로 빼면서 몸을 낮춰 리버스 스플릿 스쿼트 자세를 취한다.

02 _ 위로 점프한다. 공중에서 다리를 바꿔 왼쪽 다리를 뒤로 뺀 상태에서 착지한다.

03 _ 균형을 유지하고 점프할 때마다 다리의 위치를 바꾸어 9번 점프해 1세트를 완성한다.

사이드 셔플 Side Shuffle

중심근육과 모든 측면근육을 긴장시킬 때 이 운동의 효과를 볼 수 있다.

01 _ 메디신 볼을 가슴 높이에서 양손으로 잡는다.

02_ 발목으로 엉덩이와 무릎을 받치고 중심근육을 긴장시켜 스쿼트 자세를 취한다.

03_ 이 자세를 유지한 채 오른쪽으로 10발짝 그리고 다시 왼쪽으로 10발짝을 걷는다. 균형을 잃거나 자세를 흐뜨리지 말고 최대한 빠른 속도로 운동한다.

04_ 이런 동작을 2번 더 반복해서 1세트를 완성한다.

그레이프바인 스텝Grapevine Step

이 운동을 통해 민첩성과 균형감각을 보다 강화할 수 있는데, 아마 학창시절에 해본 적이 있을 것이다. 이 운동을 할 때는 두 발이 서로 엉겨 넘어지지 않도록 조심하라.

01_ 두 발로 서서 중심근육을 긴장시킨다.

02_ 오른발을 오른쪽으로 뗀 다음 빨리 왼발을 오른발 뒤에 놓는다.

03_ 오른발을 오른쪽으로 뗀 다음 빨리 왼발을 오른발 앞에 놓는다.

04_ 왼발을 왼 쪽으로 뗀 다음 빨리 오른발을 왼발 뒤에 놓는다.

05_ 왼발을 왼 쪽으로 뗀 다음 빨리 오른발을 왼발 앞에 놓는다.

06_ 팔을 앞뒤로 흔들어 중심을 잡으면서 2~5번 동작을 최대한 빠르게 실시한다. 이때 한 파트 운동시간은 45초로 하거나 거리를 약 18미터로 한다.

제자리멀리뛰기Standing Broad Jump

버티컬 점프와 마찬가지로 이 운동에서 기록하는 거리로 중심근육, 엉덩이근육, 다리근육을 포함한 몸 전체 근육의 능력을 알아볼 수 있다.

01_ 발목으로 엉덩이와 무릎을 받치고 중심근육을 긴장시킨 채 스쿼트 자세를 취한다.

02 _ 팔을 흔들어 몸에 추진력을 주고 앞으로 뛴다.

03 _ 스쿼트 자세로 착지한다.

04 _ 이 동작을 9회 반복해 1세트를 완성한다.

포워드 점프Forward Jump와 스틱 랜딩Stick Landing

균형감각이 제대로 기능하지 않으면, 건강 상태가 양호하다고 할 수 없다. '몸을 똑바로 세워서' 착지하는 모든 운동은 균형감각을 필요로 한다. 이 운동을 하다 넘어지는 경우, 9장에서 설명한 균형 운동을 열심히 하라.

01 _ 발목으로 엉덩이와 무릎을 받치고 중심근육을 긴장시켜 스쿼트 자세를 취한다.

02 _ 팔을 흔들어 몸에 추진력을 주고 앞으로 뛴다.

03 _ 무릎을 굽힌 상태에서 오른발로 착지한다. 스틱 랜딩을 할 때 가장 많은 신경을 써야 한다. 균형을 잡고 왼발을 땅에 댄 다음 스쿼트 자세를 취한다.

04 _ 이번엔 왼발로 착지하면서 2~3번 동작을 그대로 따라한다.

05 _ 이런 동작을 9회 반복해서 1세트를 완성한다. 자세와 균형이 속도보다 더 중요하다.

투웨이 홉Two-Way Hop(오른쪽과 왼쪽으로)

내가 이 운동을 버니 홉Bunny Hop(토끼 뜀)이라고 부르진 않지만, 비스듬한 방향으로 뛰고 힘이 생기면서 좌우 균형감각을 이용한다는 면에서 토끼를 연상할지도 모른다. 이 운동은 각 점프 거리가 짧고(그래서 점프라 하지 않고 뛰라 한다), 정면이 아닌 비스듬한 방향으로 뛰기는 하지만 제자리멀리뛰기의 변형된 형태로 볼 수 있다.

01_ 스쿼트 자세를 취하고 중심근육을 긴장시킨다.

02_ 팔을 흔들어 몸에 추진력을 주고 오른쪽으로 비스듬하게 2번 뛴다. 균형을 유지하고 무릎을 굽힌 상태에서 착지한다.

03_ 위와 똑같이 팔을 흔들어 몸에 추진력을 주고 이번엔 왼쪽으로 비스듬히 2번 뛴다.

04_ 제대로 된 자세로 최대한 빨리 이 동작(오른쪽으로 2번 뛰기와 왼쪽으로 2번 뛰기)을 9번 실행해서 1세트를 완성한다.

투웨이 홉Two-Way Hop(앞과 뒤로)

이 또한 제자리멀리뛰기의 변형으로 각 점프 거리는 짧다.

01_ 스쿼트 자세를 취하고 중심근육을 긴장시킨다.

02_ 팔을 흔들어 몸에 추진력을 주고 앞으로 2번 뛴다. 균형을 유지하고 무릎을 굽힌 상태에서 착지한다.

03_ 방향을 바꾸어(하지만 몸의 자세는 그대로 유지한다) 뒤로 2번 뛴다.

04_ 이런 동작(앞으로 2번 뒤로 2번 뛰기)을 자세를 바르게 유지한 상태에서 최대한 빨리 9번 실시해 1세트를 완성한다.

트리플 점프Triple Jump

이는 점프와 뛰기를 3번 연이어 하는 운동이다. 이 운동을 해보면 자신의 힘과 민첩성이 어느 정도인지 알 수 있다.

01_ 스쿼트 자세를 취하고 중심근육을 긴장시킨다.

02_ 먼저 두 다리로 앞으로 뛴 다음 오른발 하나만으로 착지한다.

03_ 계속해서 앞으로 한 번 더 뛰고, 이번에는 왼발로만 착지한다.

04_ 계속해서 앞으로 한 번 더 뛰고, 두 발로 착지하면서 스쿼트 자세를 취한다.

05 _ 2~4번 동작을 9회 반복해 1세트를 완성한다.

파워 스킵Power Skip

이 운동은 어린 시절 깡충깡충 뛰어노는 것과 같은 과장된 동작을 취하게 된다. 재미와 함께 힘을 기를 수 있는 운동이다.

01 _ 무릎을 최대한 가슴 쪽으로 끌어올리고 팔을 흔들어 몸이 앞으로 나아가도록 한다.

02 _ 이 스킵동작을 최대한 빨리 그리고 최대한 높이 취하면서 45초간 운동을 하거나 약 18미터를 나아감으로써 1세트를 완성한다.

래터럴 홉Lateral Hop with Balance

이 장의 최종 단계인 이 운동은 엉덩이 근육과 중심근육에서 나오는 힘과 앞뒤 중심근육의 균형을 포함해 필요한 것이 많은 운동이다. 또한 좌우 균형감각이 요구되기도 한다.

01 _ 중심근육을 긴장시키고 무릎을 약간 구부린다.

02 _ 시선은 정면을 바라본다. 동작을 하는 동안 머리를 움직이면 안된다.

03 _ 왼다리로 균형을 잡고 오른쪽 다리로 뛴 다음 오른 다리로 착지한다. 왼발이 바닥에 닿기 전에 오른쪽 다리로 균형을 잡는다.

04 _ 같은 동작을 9회 반복한다.

05 _ 다음엔 방향을 바꾼다. 오른발로 균형을 잡고 왼쪽 다리로 뛴 다음 왼쪽 다리로 착지한다. 오른발이 바닥에 닿기 전에 왼쪽 다리로 균형을 잡는다.

06 _ 같은 동작을 9회 반복한다.

이와 같은 운동을 한꺼번에 할 수 있는 방법은?

이처럼 여러 가지 운동을 지금 당장 하기에는 무리가 따른다는 사실을 잘 알고 있다. 이것을 하루에 다 하라는 것은 아니다. 내가 제안하는 것은 일주일에 세 번 하는 F.A.C.E. 운동과 이 3일에 추가돼 하는 20분 운동의 한 부분인 'C(중량 운동)'에 집중하라는 것이다.

어떻게 운동할 것인지에 관한 다양한 전략을 10장에서 자세히 다룰 것이다. 하지만 많은 이에게 효과가 컸던 것은 한 번에 신체의 한 부위씩 하루에 조금씩 운동해나가는 것이다. 이런 식으로 한다면 그다지 힘들지 않을 것이다. 예를 들어 아침에 잠이 깨면 침대에서 일어나기 전에 사두근 운동을 해준다. 또 사무실에서 통화하는 동안 어깨 동작을 해주고 유산소 운동을 마친 후 중심근육 운동을 해준다. 이 모든 동작은 필수적인 것이므로 일상에서 쉽게 할 수 있도록 끼워 넣어야 한다.

이쯤 되면 당신은 미래의 모습이 어떨지 상상할 수 있을 것이며 지금과 과거의 모습이 얼마나 달라졌는지 비교할 수도 있을 것이다. 또한 구부리고 움직이고 들어 올리는 운동을 할 준비도 다 되었다.

09

E—평형 및 균형 운동

낙상을 피하라. 충고는 쉽지만 현실에서는 40대 이상이 되면 자세를 꼿꼿이 유지하기란 쉽지 않다. 지난 수년 동안 한 번도 넘어지지 않았더라도 앞으로 넘어지지 말란 법은 없다. 25세 이후부터 평행 감각이 쇠퇴하기 때문에 65세가 이상부터는 3분의 1이 일상생활에서 정상적인 활동을 하다가 낙상을 입을 수 있다. 중년 이후에 넘어지면 종종 손목이나 골반 골절로 이어지고 이는 생활 방식이나 생명까지 위협하는 요인이 될 수 있다.

미래를 준비하기 위한 F.A.C.E.의 다른 세 가지 요소를 다 갖추었더라도 평행 운동과 균형 운동을 포함해야 마흔 이후의 피트니스는 완성된다. 균형은 일상생활의 활동을 유지하는 데 중요한 요소다.

원활한 신체 시스템

배의 갑판 위에 서서 바닷물의 출렁거림을 느껴본 적이 있는가? 똑바로 서 있기 위해서는 몸이 물결의 방향을 감지하고 균형을 잡기 위해 몸의 다른 쪽의 근육을 활성화해야만 한다. 우리 몸의 근육과 관절은 자신이 속한 공간을 '알아채는' 능력이 있다. 자기수용감각proprioception이라고 부르는 이 감각은 의식적으로 생각하지 않아도 눈

깜짝할 사이에 작동한다. 자기수용감각은 자신이 속한 공간을 감지하고(오른쪽으로 혹은 왼쪽으로 기울고 있다는 사실도 감지) 근육을 수축시켜 몸을 똑바로 알맞게 유지하도록 해준다.

사실 몸을 똑바로 유지하기 위해서는 여러 가지 시스템이 작동되어야 한다. 균형을 제대로 유지하기 위해서 눈과 귀(전정계vestibular system), 말초감각계(peripheral sensory system: 피부의 압박과 감각을 인지하는 수용체), 신경근 연결(두뇌와 근육, 힘줄, 인대와 관절 사이의 신경 통로) 기능이 모두 필요하다. 두뇌는 이 모든 신호를 종합하여 사지가 어디에 있는지를 판단하고 움직임의 속도와 방향을 제어한다.

노화가 진행하면 이 기능이 쇠퇴하는데, 이는 균형 능력의 감소로 이어질 수 있다. 두뇌가 신호를 정확하게 받아들이지 못해 몸의 위치를 잘못 판단하는 것이다. 시력과 말초신경의 기능이 쇠퇴하면서 몸의 균형이 흔들릴 때는 다리 근육을 이용해서 균형을 잡는다. 또한 바른 자세를 유지하려다보니 골반대hip girdle나 사두근, 발목을 둘러싸고 있는 근육이 다리 아래쪽을 받치느라 뻣뻣해지고 굳어진다. 이처럼 균형을 유지하는 데는 근육의 역할이 아주 크기 때문에 근력을 유지하는 것이 핵심이다.

자기수용감각과 균형감각의 쇠퇴 현상은 인대 부상을 당했거나 골관절염(퇴행성과 파열성 관절염)에 시달리는 사람들에게서 많이 볼 수 있다. 최근 연구에서 나는 무릎 관절의 퇴행과 파열 증세가 있는 이들은 관절염 증상이 없는 사람들보다 부상당할 위험이 크다는 것을 밝혀냈다.[18] 또한 다른 연구들은 한쪽 무릎에 관절염이 있을 경우 그쪽 무릎의 균형감각만 쇠퇴하는 것이 아니라 다른 쪽 무릎의 균형감각도 역시 쇠퇴한다는 사실을 보여준다. 이유는 분명하지 않지만 균형감각과 자기수용감각은 운동으로 회복할 수 있다는 것만은 확실하다. 회복의 가능성이 있다는 것은 무척 고무적인 일이다.

매일 주의를 기울여 운동하면 신경근 세포의 연결 능력이 완전히 향상될 수 있다. 균형에 대한 연구와 분석에 따라 근육 강화 운동과 균형 운동을 병행하면 넘어질 수 있는 위험이 45퍼센트나 감소한다. 또한 잘 알려지지 않은 무술 중 하나인 태극권(부드러운 동작과 스트레칭을 강조하는 운동)을 꾸준히 연마해온 사람들은 비슷한 종류의 균형 강화 운동을 하지 않은 동년배 그룹과 비교해 관절 능력이 월등히 뛰어나고 신체 반응 시간이 훨씬 짧은 것으로 나타났다.

중장년층 골퍼들도 균형감각이나 반응 시간에서 태극권을 연마한 사람들과 비슷한 능력을 보였다. 숙련된 골프 스윙은 머리와 몸통, 다리 간의 정확한 조화가 필요하므로 균형감각뿐 아니라 전체 근육 간의 통합적 활동 능력도 요구한다는 점에서 이 연구 결과는 합리적이라고 볼 수 있다. 균형 잡힌 신체를 유지하기 위해서는 전신의 건강과 하체 근육의 강화가 아주 중요한 요소다.

12주로 진행되는 '초보자를 위한 프리마 프로그램'의 첫날, 나는 항상 F.A.C.E.와 40세 이상의 피트니스의 네 가지 요소에 관해 이야기한다. 많은 이가 균형과 평행에 관한 이야기에 놀라움을 표시한다. 일반적으로 사람들은 워밍업을 하면서 한 발로 서기 동작을 하기 전까지는 자신의 균형감각이 예전 같지 않다는 것을 깨닫지 못한다. 그리고 외줄 타기 곡예사처럼 즉시 팔을 벌리고 균형을 잡으려 한다. 조금씩 균형을 잃어버리기 때문에 비틀거리며 넘어지기 전까지는 알아채지 못하는 경우가 많다. 이는 당신에게도 해당될 수 있는 문제인데 자신의 신경근 연결 상태를 알아내는 방법은 의외로 쉽다.

스스로 점검하기

균형에 문제가 생긴다고 해서 얼뜨기처럼 꼭 아무데서나 넘어지는 것은 아니다. 우선 스스로 균형감각을 점검해보자.

- 책상이나 의자 등받이처럼 단단한 물체 옆에 선다.
- 혹시 지지대가 필요할지 모르니 손을 옆의 물체 위에 놓는다.
- 눈을 감고 발 한쪽을 땅에서 뗀다.
- 다른 한발로 균형을 잡는다.
- 균형을 잡고 서서 초를 센다.

균형을 잡고 있는 시간이 짧을수록 당신의 평형 감각은 '늙었다'고 볼 수 있다. 22초 이상 균형을 잡을 수 있다면 당신의 균형 나이는 20세이며, 15초라면 30세, 7.2초라면 40세, 3.7초라면 50세다. 만약 자가 점검 시 바로 비틀거리며 무너진다면 당신의 '균형 나이'는 60세 이상이다.

균형감각 키우기

나이가 들면서 쇠퇴하는 균형감각을 아래의 간단한 조언만 따르면 다시 훈련할 수 있다.

- **강화 운동을 하라** 엉덩이 근육과 사두근, 햄스트링을 강화하는 것은 장기적으로 균형감각을 향상하는 방법이다.

- **운동 수업에 참여하라** 태극권이나 요가, 필라테스와 같은 운동은 느리고 집중력이 높은 움직임과 몸통 회전, 한발로 균형 잡기와 같은 동작을 요구한다.
- **자투리 시간을 활용하라** 강화 운동을 하는 사이나 아침에 양치질하는 동안 혹은 신호등이 바뀌기를 기다리는 시간에 한 발 서기를 하며 균형을 잡는다.
- **일상생활 속에서 균형 운동을 하라** 굳이 특별한 장비가 필요 없다. 그저 몸만 있으면 된다. 효과를 극대화하려면 다음의 운동 전체나 일부를 매일 해준다. 효과가 나타나려면 4~12주가 걸린다.

균형 운동

운동을 시작하기 선 넌서 중심근육을 신상시킨다. 이틀 위해서 꼿꼿이 서서 손을 엉덩이 위에 올려놓아라. 중심근육을 느낄 수 있을 때까지 눌러보라.

황새 자세
이 운동은 단순하면서도 매우 다양하게 이용할 수 있다. 어디서든 서 있는 자세로 할 수 있다는 장점도 있다. 부엌에서 설거지할 때나 사무실에서 전화 통화를 할 때, 양치질할 때도 이 운동을 할 수 있다.

01_ 양발을 살짝 벌리고 왼쪽 다리를 바닥에서 뗀 채 팔은 양 옆구리에 두고 어깨에 힘을 뺀다.(그림 71)

02_ 30초 동안 균형 자세를 취한다. 사이에 휴식을 취하며 두 번 반복한다.

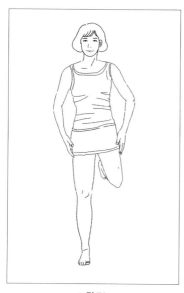

그림 71

03_ 오른쪽 다리로 바꾸고 1~2번 동작을 반복해 한 세트를 완성한다.

2분 동안 균형을 유지해보라. 무언가 붙잡지 않고서 균형을 유지하는 것이 불가능하다면 손가락 한두 개로 단단한 물체를 잡고선 다음 손을 뗀다. 몸을 이완시키는 것이 동작을 쉽게 한다.

이 동작의 난이도를 높이려면 균형을 잡는 동안 눈을 감는다. 눈앞에 시각적인 대상이 없어지면 근육의 일은 더 많아진다. 다음은 황새 자세의 변형이다.

- 한 발로 서 있는 자세가 숙달되면 마치 달리기를 하는 것처럼 두 팔을 흔든다.
- 이 자세도 쉽게 가능하다면 균형 잡는 동안 손에 물병이나 가벼운 물체를 쥐고 흔든다.
- 황새 자세를 좀 더 어렵게 하려면 수건을 몇 인치 두께로 접어서 발밑에 두고 선다. 이때 바닥에 발을 대거나 발가락으로 수건을 붙잡는 속임수를 써서는 안 된다.
- 당신이 골퍼라면 보통의 아이언 샷을 위해 스윙할 때 천천히 오른발을 땅에서 떼고 척추 각도를 유지한 채 황새 자세를 취한다. 발을 10센티미터쯤 땅에서 떼고 30초 정도 그대로 있다가 발을 내린다. 이 자세를 반대편 발로 옮긴다.

뒤꿈치 들기

이 운동은 체중을 앞쪽으로 이동하거나 차렷 자세를 취할 때 전신의 균형을 유지하는 데 도움을 준다. 이 동작을 하면서 비틀거리지 않는 것은 생각만큼 쉽지 않다.

01_ 어깨와 엉덩이, 무릎과 발목이 일직선이 되도록 반듯하게 선다.

02_ 눈앞에 있는 바닥을 25도 각도로 내려다보며 집중한다.

03_ 뒤꿈치를 들어 올려 발가락으로 균형을 잡는다.

04_ 천천히 뒤꿈치를 내려 정상적으로 딛는다. 이때 몸이 좌우로 흔들리지 않게 조심한다.

05_ 9회 반복해 한 세트를 완성한다.

뭔가 지지할 만한 것이 필요하다면 의자 뒤에 서서 의자를 손가락으로 짚고 균형을 잡는다.

다리 들기 Hip Flexor

이는 당신의 균형감을 확실하게 잡아주는 또 다른 운동이다. 이제 정면을 바라보고 한 발로 선다. 이런 자세를 취하려면 중심근력뿐만 아니라 시각과 반고리관까지 사용해야 한다.

01_ 의자와 같이 견고한 물체 옆에 선다. 만약 균형 잡기가 어려우면 손가락 끝으로 의자를 살짝 잡는다.

02_ 마치 행군할 때처럼 천천히 오른쪽 다리를 천천히 바닥에서 떼었다가 다시 내려놓는다. 중심근육을 긴장시키고 허리를 앞으로 굽히지 않도록 한다. 10~15회 반복한다.

03_ 왼쪽 다리로 바꾼 후 10~15회 반복한다.

이 운동을 좀 더 어렵게 하려면 의자를 잡고 있던 손가락을 떼고, 난이도를 더 높이려면 눈을 감는다.

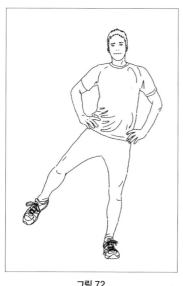

그림 72

사이드 레그 레이즈Side Leg Raise

일상생활에서는 모든 방향으로 몸을 움직이게 되는데, 이 운동은 좌우 균형감각을 강화시켜 준다.

01_ 의자와 같이 견고한 물체 옆에 선다. 만약 균형 잡기가 어려우면 손가락으로 의자를 살짝 잡는다.

02_ 왼쪽 다리를 바닥에서 15~30센티미터 정도 높이로 옆으로 들어 올린 다음(그림 72) 다시 내린다. 중심근육을 긴장시키고 허리를 앞으로 굽히지 않도록 한다. 10~15회 반복한다.

03_ 왼쪽 다리로 바꾼 후 10~15회 반복한다.

이 동작을 더 어렵게 하려면 의자를 잡고 있던 손가락을 떼고 추가로 난이도를 높이려면 눈을 감는다.

줄 따라 걷기

이 운동은 그냥 할 때도 어렵지만 특히 눈을 감고 하면 더욱 균형을 유지하기 어렵다.

01_ 타일을 깐 바닥과 같이 선이 있는 공간에서 한 발을 다른 발 앞에 번갈아 놓으면서 걷는다.

02_ 직선을 따라서 걸어온 만큼 뒤로 걷는다.

줄 따라 걷기를 할 때 처음에는 균형을 잡기 위해 양팔을 벌린 채

걷다가 나중에는 양팔을 옆구리에 얹고 걷는다. 이 동작이 쉬워지면 눈을 감고 걷는다.

전문가를 위한 추가 동작

당신은 이러한 균형 동작들이 쉽다고 여길 것이다. 사실 정말 그렇다. 하지만 이렇게 단순한 동작이라도 실제로 해보면 많은 사람이 비틀거리고 쓰러진다. 이와 같은 단순한 동작을 능숙하게 할 수 있게 되면 비치볼의 반쪽처럼 생긴 보수볼BOSU ball과 같은 도구를 이용하여 좀 더 역동적인 균형 운동을 할 수 있다. 앞서 얘기한 균형 동작도 보수볼 위에 서서 하면 전신을 지탱해야 하므로 난이도가 훨씬 높아진다.

다음은 전문가들을 위한 추가 동작이다.

이 운동은 두 발로 서서 맨손으로 하는 것이긴 하지만 수준이 높은 사람은 메디신 볼이나 아령을 들고 해보라. 아령을 들고 여러 방향으로 동작해주면 균형을 잃지 않기 위해 신체, 시각, 뇌가 협력한다.

01_ 양다리를 어깨 넓이로 벌리고 메디신 볼이나 아령을 머리 위로 올려 잡는다.

02_ 등은 곧게 유지한 상태에서 메디신 볼이나 아령을 내려서 쪼그린 자세로 무릎 사이에 놓는다.

03_ 서서 다시 메디신 볼이나 아령을 머리 위로 올린다. 이 동작을 10~15회 반복한다.

04_ 메디신 볼이나 아령을 오른쪽으로 높이 들어 올렸다가 왼쪽으로 내린다. 이 동작을 10~15회 반복한다.

05 _ 메디신 볼이나 아령을 왼쪽으로 높이 들어 올렸다가 오른쪽으로 내린다. 이 동작을 10~15회 반복한다.

난이도를 높이기 위해서는 보수볼 위에 서서 이 동작을 하고 진정한 전문가라면 눈을 감는다.

원뿔 만지기Cone Touch 동작

좀 더 어려운 운동을 할 준비가 됐는가? 이 역동적인 균형 운동은 한 발로 서서 하는 운동이다. 최고의 균형감각을 발휘하기 위해 중심근육을 긴장시키고 눈을 활용하라.

01 _ 1미터 떨어진 곳에 허리 높이쯤 오는 물체를 놓는다.

02 _ 한 발로 서서 손을 뻗어 균형을 잃지 않고 물체를 잡는다.

03 _ 10~15회 반복한 후 다리를 바꾼다.

난이도를 높이기 위해서는 앞에 놓인 물체의 높이를 낮추거나 보수볼 위에 선 채 물체를 잡는다.

이와 같은 균형 기르기 동작들은 저항 운동(F.A.C.E.의 C에 해당하는 중량 운동) 사이에 해주면 좋다. 그럴 때는 한꺼번에 F.A.C.E.의 두 요소를 결합해서 운동한다. 다시 말해 단지 저항 운동(휴식, 저항 운동, 휴식)이나 균형 운동(휴식, 균형 운동, 휴식)을 따로따로 하는 것이 아니라 함께(저항 운동, 균형 운동, 저항 운동, 균형 운동) 하는 것이다. 이것은 균형 운동이 고강도의 운동이 아니고 특별히 휴식을 요구하는 운동이 아니므로 가능하다.

당신이 얻을 수 있는 것

이제 마흔 이후의 피트니스를 위한 네 가지 요소를 두루 섭렵했으니 이제 현명하게 미래를 맞이할 준비가 되었다. 처음에는 이 네 가지를 해내는 것이 엄청난 일처럼 느껴지겠지만, 근육의 기억 장치(그렇다. 근육에도 기억 기능이 있고 운동 후의 쾌감을 당신의 마음도 기억한다) 안에 운동이 자리 잡고, 자신의 목표심장박동수 범위와 들어 올려야 할 최고 중량에 대해서 알게 되면 그 부담이 훨씬 줄어들 것이다.

10

20분 운동
6주 프로그램

매일 20분만 운동해도 조기 사망률을 20퍼센트까지 줄일 수 있으며 병에 걸릴 확률 또한 확실하게 줄일 수 있다. 모두 20분 운동에 집중해보라!

이 장에서는 '20분 부위별 운동'을 아홉 가지로 제시하고 이를 어떻게 20분, 40분, 60분짜리 전신 운동으로 확장하는지에 대해 설명한다. 이렇게 하면 시간에 상관없이 운동에 집중할 수 있다. 게다가 나는 6주에 걸친 20분 부위별 운동 이후 여러분의 건강을 최고로 끌어올릴 전신 운동을 소개했다. 이 운동을 시작해서 3주차까지 나는 F.A.C.E 운동법으로 전신 운동에 접근할 수 있는 속도를 점차적으로 높여라. 4~6주차가 되면 여러분의 신체와 뇌는 운동을 계속하길 원하게 될 것이다.

나는 수많은 40~60대를 대상으로 실험했는데, 대부분 이 운동법을 좋아했고 곧 익숙해졌다. 인간은 몸을 움직여야 한다. 확언하건대 앞서의 6주 운동프로그램과 20분 부위별 운동은 급격한 노화현상이 나타날 수도 있는 신체뿐만 아니라 마음까지도 변화시킬 것이다.

20분 부위별 운동을 시작하라

다음에 제시하는 20분 부위별 운동 각각은 '강력'하고도 집중적인 전신 운동 효과가 있다. 필요한 경우 F.A.C.E.의 'A'(유산소 운동)나 'C'(무게 운동)로 대체할 수도 있다. 6주 프로그램을 보다 자세히 읽고 나면 이 모든 것이 어떻게 서로 연관되는지를 분명하게 알 수 있다.

다섯 가지 개별 운동으로 이루어진 세트다. 개별 운동은 45초 운동과 15초 휴식으로 짜여진다. 다섯 가지를 모두 하는 데 5분이 걸린다. 이런 과정을 4번 반복하면 총 20분이다.(주의: 이는 이전 장에서 규정했던 '세트set'와 꼭 들어맞지 않을 수도 있다. 그렇다 해도 아무 상관없다. 가장 중요한 것은 심박동수를 끌어올려 양호한 상태로 유지하는 것이다.)

이제 표2(226쪽)를 살펴보라. 거기에서 심장 기능 강화 운동Cardio Burn, 런치 운동Lunch Burn, 플리요 I 운동Plyo I Burn 등에 대한 항목들을 확인할 수 있다. 이 항목들은 각 운동 부분이 6주간 운동 계획에서 어떻게 이용되는지를 보여준다. 표2의 계획대로 특정한 날에 운동을 할 수도 있고, 자신만의 운동 계획을 갖고 있다면 'A' 혹은 'C'에 전념하고 있는 날에 9가지 기본 운동 가운데 하나를 선택해 할 수도 있다.

시간이 많다면, 20분 운동 가운데 유산소 운동 과정을 두 번 실행하라. 9가지 기본 과정을 그대로 따라하는 것도 좋지만, 각자에 맞게 자신만의 과정을 만들어낼 수도 있다.

각 운동을 한 단계씩 밟아나가는 과정은 8장에서 자세히 설명했다. 새로운 과정을 처음 시작할 때 각 운동 방법을 기억하지 못한다면, 가끔 이 8장을 참조하는 것이 좋다. 하지만 특정 운동 과정을 몇 번 실행하고 나면, 근육 기억장치가 효과를 나타내 더 이상 이전 과정을 참조할 필요가 없다.

나는 한 과정에서 실행되는 각각의 운동을 눈으로 쉽게 확인할 수 있는 시트를 다음 페이지에서 설명했다. 이 운동을 보다 효과적으로 실행하려면, 자신에게 필요한 부분을 복사하거나 스마트폰에 입력해 운동 과정을 항상 확인하는 것이 좋다. 더 쉬운 방법이 있냐고? 미안하지만 현재로선 없다.

심장 기능 강화 운동Cardio Burn

이 운동은 다른 20분 운동과는 약간 다르다. 운동 강도의 높다.(앞서 얘기했던 파틀렉 운동법을 기억하고 있는가? 여기서 이 원리를 적용해 볼 수 있다.)

심장 기능 강화 운동은 줄넘기, 계단 오르기, 달리기(공원에서든 트레드밀이든), 로잉머신rowing machine 운동, 사이클링, 수영 등이 있다.

01 _ 5분간 천천히 몸을 덥혀라.

02 _ 2분간 '빠른 운동'을 하라. 즉 심박수를 빠른 시간 내에 최대한으로 끌어올려 이를 2분간 지속하라.

03 _ 3분간의 회복 시간을 가져라.

04 _ 이런 과정을 20분간 2~3회 반복하라.

라이트 박사의 마흔 이후의 피트니스

런치 운동
Lunch Burn

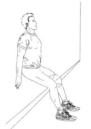

Short Arc Wall Squat

월 스쿼트(155쪽)

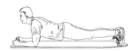

Plank

플랭크(140쪽)

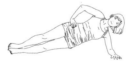

Side Plank

사이드 플랭크(141쪽)

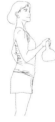

Biceps Curl

이두박근 운동(142쪽)

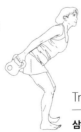

Triceps Extension

삼두박근 운동(143쪽)

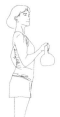

Biceps Curl
이두박근 운동(142쪽)

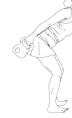

Triceps Extension
삼두박근 운동(143쪽)

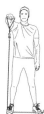

Forward Rotator Cuff Raises
전방 회전근개 강화 운동(139쪽)

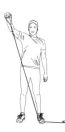

Across-the-Body Rotator Cuff Raises
대각선 회전근개 강화 운동(139쪽)

External and Internal Rotation
외전 운동과 내전 운동(140쪽)

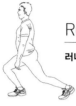

Runner's Lunge
러너스 런지(162쪽)

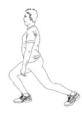

Reverse Split Squat
리버스 스플릿 스쿼트(162쪽)

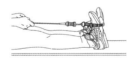

Plantar Flexion/Dorsiflexion
저측 굴곡/배측 굴곡(163쪽)

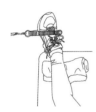

Ankle Inversion
앵클 인버전(165쪽)

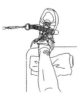

Ankle Eversion
앵클 이버전(165쪽)

엉덩이근육 운동
Butt Burn

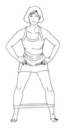

Monster Walk

몬스터 워크(160쪽)

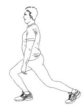

Runner's Lunge

러너스 런지(162쪽)

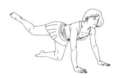

Fire Hydrant

파이어 하이드런트(161쪽)

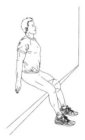

Short Arc Wall Squat

월 스쿼트(155쪽)

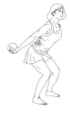

Vertical Jump

버티컬 점프(167쪽)

코어 I 운동

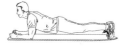

Plank
플랭크(140쪽)

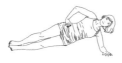

Side Plank
사이드 플랭크(141쪽)

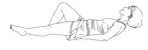

Classic Crunch
클래식 크런치(150쪽)

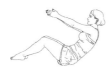

Russian Twist
러시안 트위스트(151쪽)

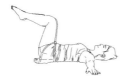

Oblique Twist
오블리크 트위스트(152쪽)

코어 II 운동

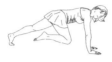

Mountain Clibmer
마운틴 클라이머(153쪽)

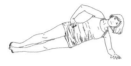

Side Plank with Upper Leg Swing
사이드 플랭크 자세에서 하는 어퍼 레그 스윙(147쪽)

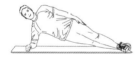

Side Plank with Upper Leg Lift
사이드 플랭크 자세에서 하는 어퍼 레그 리프트(148쪽)

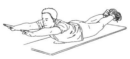

슈퍼맨(149쪽)

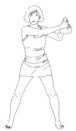

Kettle Bell Twist
케틀 벨 트위스트(154쪽)

플라이오 I 운동

Side Shuffle
사이드 셔플(168쪽)

Monster Walk
몬스터 워크(160쪽)

Grapevine Step
그레이프바인 스텝(169쪽)

Standing Broad Jump
제자리멀리뛰기(169쪽)

Forward Jump and Stick Landing
포워드 점프와 스틱 랜딩(170쪽)

플라이오 II 운동

Two-Way Hop
투웨이 홉(오른쪽과 왼쪽으로)(170쪽)

Two-Way Hop
투웨이 홉(앞과 뒤로)(171쪽)

Triple Jump
트리플 점프(171쪽)

Power Skip
파워 스킵(172쪽)

Lateral Hop with Balance
래터럴 홉(172쪽)

6주 운동프로그램

6주 운동프로그램은 몸 상태를 최고로 끌어올리는 데 놀라운 효과를 발휘한다. 물론 개인적인 상황이나 일정에 따라 이를 수정해도 상관없다. 표2에 나오는 매주 실행할 사항들을 확인하라.

시작 전

주말 혹은 시간이 있을 때 시작하라. 운동화를 체크하라. 운동 전 5~10분간 준비운동을 하는 게 좋다.(이 부분에 대해선 6장에서 설명한 폼 롤링, 동적 스트레칭, 준비운동 참조) 나는 토요일에 간단하게 빠른 걸음으로 걷기를 하고 일요일부터 20분 부위별 운동을 시작할 것을 권한다.

1주차

1주차에는 3일간 유산소 운동을 계속하라. 심박수를 끌어올리는 데 집중한다면, 20분 부위별 운동에 있는 'A(유산소 운동)'를 활용할 수 있다. 아니면 2주차에 시작하는 'C(근력 운동)'를 해야 한다.

표2에서 보면, 'A'는 1주차 중 화요일, 목요일, 토요일에 실시하는 걸로 되어 있지만 원하는 날 아무 때나 3일 실시해도 상관없다. 런치 운동을 1주차 화요일에 한다는 점을 주목하라. 이는 런치 운동을 집중적으로 하면 심박수를 끌어올릴 수 있다는 사실을(그래서 런치 운동이 'A'로 분류된다는 사실을) 보여주고 있다. 1주차 중 두 번째 유산소 운동을 한 후에는 'F(유연성 운동)'를 추가하라. 정적 스트레칭은 근육을 풀어주는 역할만 한다.

2주차

2주차에는 'C(근력 운동)'에 집중하라. 3일이면 충분하다. 주 단위 프로그램에 부위별 운동을 선택한다면, 신체부위를 번갈아 단련하는 데 가장 적합한 방법이 된다. 즉 하루는 유산소 운동의 강도를 낮추고 그 다음엔 유산소 운동의 강도를 높여라.(예를 들어 화요일에 팔 운동을 하면 목요일엔 다리 운동을 하라.)

내가 제시하는 주별 운동프로그램에서 주의할 점은 'A'는 월요일, 수요일, 금요일에 하고 'C'는 화요일, 목요일, 토요일에 하라는 것이다.('F'는 매일 그리고 'A'와 'C'를 하고난 다음에 해야 한다.) 하지만 2주차에 들어서면 각자의 결정에 따라 내 운동프로그램에서 벗어나 20분 부위별 운동을 해도 상관없다. 만일 개인 프로그램에 따라 운동한다면 'A'와 'C'를 같은 날 하는 것이— 각 운동이 끝나고 나면 'F'를 해야 한다 —보다 효과적이라고 생각한다.

3주차

3주차는 'E(균형 운동)'를 추가해 하루 종일 혹은 하루 중 특정 시간을 운동에 집중함으로써 F.A.C.E. 운동이 완성되는 단계다. 유연성 운동처럼 균형 운동은 매일 실시해야 한다. 'A'(유산소 운동)와 'C'(근력 운동)는 2주차와 동일하게 실시하라. 이 프로그램을 완벽하게 소화할 수 없다면, 나름 여기에 맞추도록 최선을 다하라. 무언가를 하는 것이 아무것도 하지 않는 것보다 낫다. 긍정적인 사고를 가져라. 패배주의적인 생각을 하지 마라. 3주차에는 월요일에 F.A.E.를 하면, 화요일엔 F.C.E.를 하라.

	목표	월요일	화요일	수요일	목요일	금요일	토요일	일요일
A	2회						30분 빨리 걷기	20분 심장 운동

1주차

	목표	월요일	화요일	수요일	목요일	금요일	토요일	일요일
F	2회				X		X	
A	3회		20분 런지 운동		30분 빨리 걷기		20분 심장 운동	

2주차

	목표	월요일	화요일	수요일	목요일	금요일	토요일	일요일
F	7회	X	X	X	X	X	X	X
A	3회	30분 빨리 걷기 혹은 20분 심장 운동		30분 빨리 걷기 혹은 20분 심장 운동		30분 빨리 걷기 20분 심장 운동		
C	3회		20분 팔 운동		20분 다리 운동		20분 코어 운동	

3주차

	목표	월요일	화요일	수요일	목요일	금요일	토요일	일요일
F	7회	X	X	X	X	X	X	X
A	3회	30분 빨리 걷기 혹은 20분 심장 운동		30분 빨리 걷기 혹은 20분 심장 운동		30분 빨리 걷기 20분 심장 운동		
C	3회		20분 런지 운동		20분 엉덩이 운동		20분 코어 II 운동	
E	7회	X	X	X	X	X	X	X

4주차

	목표	월요일	화요일	수요일	목요일	금요일	토요일	일요일
F	7회	X	X	X	X	X	X	X
A	4회 그리고 부위별 운동	30분 빨리 걷기 혹은 20분 심장 운동		X	30분 빨리 걷기 혹은 20분 심장 운동	30분 빨리 걷기 혹은 20분 심장 운동	30분 빨리 걷기 혹은 20분 심장 운동	X
C	3회	X	20분 팔 운동	X	20분 다리 운동	X	20분 코어 운동	X
E	7회	X	X	X	X	X	X	X

5주차

	목표	월요일	화요일	수요일	목요일	금요일	토요일	일요일
F	7회	X	X	X	X	X	X	X
A	4회 그리고 부위별 운동	20~30분 걷기, 달리기 혹은 심장 운동	X	20~30분 걷기, 달리기 혹은 심장 운동		20~30분 걷기, 달리기 혹은 심장 운동	20~30분 걷기, 달리기 혹은 심장 운동	X
C	5회 그리고 부위별 운동	X	코어 운동과 런지 운동	X	팔 운동과 다리 운동	X	엉덩이 운동	X
E	7회	X	X	X	X	X	X	X

6주차

	목표	월요일	화요일	수요일	목요일	금요일	토요일	일요일
F	7회	X	X	X	X	X	X	X
A	4회 그리고 부위별 운동	20~30분 걷기, 달리기 혹은 심장 운동		20~30분 걷기, 달리기 혹은 심장 운동		20~30분 걷기, 달리기 혹은 심장 운동	20~30분 걷기, 달리기 혹은 심장 운동	X
C	5회 그리고 부위별 운동	X	팔 운동과 다리 운동	X	코어 운동과 엉덩이 운동	X	플라이어 운동	X
E	7회	X	X	X	X	X	X	X

표 2 | 6주 운동프로그램

주: F = 유연성 운동(5장), A = 유산소 운동(7장), C = 근력 운동(8장), E = 균형 운동(9장)

4~6주차

4주차에는 F.A.C.E. 운동을 계속하라. 이는 이전 과정과 매우 비슷하지만, 각 부위별 운동에 많은 시간을 보내지 않고 꾸준히 운동을 계속하면 약 1시간 안에 모든 과정을 마칠 수 있다. 예를 들어 10분간의 다이내믹 웜업, 20분간의 유산소 운동, 20분간의 근력 운동, 10분간의 스트레칭과 정리 운동을 할 수 있다. 그리고 5주차와 6주차에는 'A'(유산소 운동) 시간을 최소한 10퍼센트 늘리거나 운동 일수를 늘리도록 하라.(주당 3~5일을 목표로 잡아라.)

앞서 말했듯 날짜, 시간, 장소, 운동 종류, 운동 강도, 운동 시간을 포함하는 요일별 계획을 세워라. 예를 들어 표2 프로그램에 따라 3주차 월요일 운동 계획을 다음과 같이 세울 수 있다.

월요일(F.A.E.) 오후 5시 30분: 노스 파크 서클North Park Circle에서 10분간 다이내믹 웜업, 20분간 최대 심박수가 약 70퍼센트에 이를 정도의 조깅, 10분간 정적 스트레칭. 주의할 점: 출근할 때 운동 가방을 들고 가서 퇴근할 때 운동할 것.

운동 장소로 이동하고, 운동 도구를 갖추고 운동하는 것이 익숙하지 않기 때문에 처음에는 모든 걸 포기하고 싶은 생각이 들 수도 있다. 포기하지 마라. 힘이 드는 것은 당연한 일이다. 이런 일상에 적응하게 되고 다음 단계로 무난하게 넘어갈 수 있다는 것만 생각하라.

나는 유산소 운동과 근력 운동을 하루에 다 하는 것을 좋아한다. 나는 준비운동, 달리기나 사이클링을 하고 음료를 간단히 마신 뒤 곧바로 팔·다리 근육을 강화하는 근력 운동을 한다. 그 다음 스트레칭을 하면 기분이 매우 좋아진다.

운동 효과

6주차가 끝날 때쯤이면 자신의 신체가 운동을 시작할 때와 많이 달라졌다는 걸 느낄 것이다. 몸은 좀 더 강해지고 마음은 자신감에 차유산소 운동의 효과 중 하나인 아드레날린의 급격한 증가도 기대할수 있다. 삶은 하룻밤 사이에 바뀌지 않는다. 신체 변화는 계획적으로운동에 전념했을 때 나타나는 현상이다. 신체 변화는 1달 혹은 6주가지나서야 나타난다. 그러니 운동에 집중하고 자신감을 잃지 않도록하라.

표2에 있는 6주 운동프로그램이 자신에게 적당하다면 이를 활용하라. 그날의 운동을 끝내고 특별히 잘된 점과 잘못된 점을 표시하라. 이렇게 하면 운동한 과정을 되돌아보는 즐거움을 누릴 수 있을 뿐만아니라 앞으로의 계획을 짜는 데도 도움이 될 것이다.

6주 운동이 끝나고 나서 평가해야 할 부분은 다음과 같다.

· 운동하면서 어떤 느낌이 들었는가?
· 효과를 보기 위해 일정표를 조정할 필요를 느꼈는가?
· 부상을 당한 적이 있는가?
· 이 프로그램을 완수하는 데 정신적 혹은 육체적 어려움이 있었던가?

처음 6주 운동을 평가한 이후에도 운동을 계속하길 원한다면 두번째 6주 운동, 즉 이 장 앞부분에 있는 12주 운동프로그램을 계획하라. 7장에서 이미 논의했듯이 운동 효과를 더 보려면 신체에 더 큰 부하를 걸어 강인하게 만들어야 한다. 2번째 6주 운동프로그램(7~12주)에서는 운동 횟수를 늘리거나 운동 시간을 늘려야 한다.

두 번째 6주 운동프로그램에서 운동량을 늘리는 방법으로 걷기 대신 달리기 혹은 걷기와 달리기를 반복하는 파틀렉을 해도 괜찮다.(파틀렉을 할 때는 우선 5분간 걷고 다음 5분간은 달려라. 걷기와 달리기를 반복적으로 20분간 지속하라.) 다음 몇 주간은 걷는 시간을 줄이고 달리는 시간을 늘려야 하는데, 달리기는 쉬지 않고 20~30분을 해야 한다. 이렇게 하면 단지 달리는 시간을 늘림으로써 운동량을 늘릴 수 있다. 운동하는 시간은 같지만 달리는 속도를 늘림으로써 운동 집중도 또한 증가시킬 수 있다. 목적이 달리기가 아니라 운동이라면, 달리기 횟수, 거리 혹은 속도를 증가시킴으로써 운동량을 늘릴 수도 있다.

	월요일	화요일	수요일	목요일	금요일	토요일	일요일	목표
시작 전								
1주차								
2주차								
3주차								
4주차								
5주차								
6주차								

표 3 | 자리에서 일어나 미래를 준비하는 나의 6주 운동프로그램

주: F = 유연성 운동(5장), A = 유산소 운동(7장), C = 근력 운동(8장), E = 균형 운동(9장)

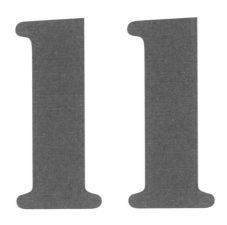

11

운동력은 최대화
부상은 최소화

"나는 고등학교 때 했던 운동을 계속했고, 이로 인해 몸에 지속적인 압박과 고통을 느꼈다. 운동 기간의 절반을 부상을 치료하는 데 소모했다."

대부분 운동을 주말에 몰아서 한다. 이런 '주말 전사들'이 생기는 이유는 주중에는 일을 하는 바람에 운동할 시간이 없기 때문이다. 주말에 이들은 헬스장, 거리, 산에서 호기를 부리며 운동한다. 운동하지 않다가 갑작스럽게 운동하면 부상을 당하기 쉽다는 사실을 모른 채. 월요일 아침이면 이들은 득달같이 내 사무실로 전화를 걸어 예약을 잡곤 한다.

1996~2007년에 치러진 중부 유럽 성인에 관한 역학조사에서 보면 마스터스 운동선수들의 부상 비율이 두 배로 증가했다.[19] 그리고 성인과 어린이들이 의사를 찾는 두 번째로 큰 이유가 근골격계 부상이다.(첫 번째 이유는 감기다.) 소비자제품안전위원회에 따르면 부상이 많은 운동은 사이클링, 농구, 야구, 달리기이며 발목, 무릎, 어깨, 허리에 가장 많은 부상을 입는다. 운동을 급격하게 하거나 과도하게 함으로써 발생하는 부상은 운동을 그만두게 하는 첫 번째 원인이다.

운동하기 전 주의사항

피트니스 효과를 최대화하려면 지혜로워야 한다. 아래의 목록은 운동할 때 좋은 지침이 될 것이다.

- **'주말 전사'가 되지 마라** 주중에 꾸준히 해야 할 운동을 하루 이틀에 해치우면 부상을 당하기 십상이다. 주중에 적당한 수준으로 운동을 계속하도록 하라.
- **운동을 올바르게 하는 법을 배우라** 적절한 방법으로 운동함으로써 지나친 운동 때문에 발생하는 건염腱炎이나 압박성 골절과 같은 부상 위험을 줄일 수 있다.
- **안전용구를 착용하는 것을 잊지 마라** 운동 종류에 따라 무릎 보호대나 손목 보호대 혹은 헬멧을 착용하라.
- **운동 단계를 서서히 높여라** 과도함(너무 많이, 너무 빨리, 너무 자주하는 운동과 너무 적은 휴식)의 희생자가 되지 마라. 부상당하지 않는 최선의 방법은 운동 단계를 서서히 높이는 것이다.
- **전신 운동에 집중하라** 심혈관, 근력, 유연성과 균형을 강화하기 위한 전신 운동을 하라.
- **크로스 트레이닝cross-training을 하라** 여러 운동을 섞어서 하면 전신 운동이 되기 때문에 부상 위험이 줄어든다.

많이 겪는 부상

2005년 피츠버그 대학 연구팀은 2500명 이상의 성인을 대상으로 연구조사를 실시했다.[20] 조사에 따르면 대부분(89퍼센트)이 50세 이후 운동하다가 적어도 한 차례 이상 부상을 경험했으며 50퍼센트 이상의 선수들이 최대 다섯 번의 부상을 경험했다고 대답했다. 이런 부상은 단지 착지를 잘못하거나 갑작스런 사고로 발생한 것이 아니었다. 대부분은 과도한 운동 때문이다. 즉 너무 자주, 너무 반복적으로, 너무 강도 높게 운동한 탓이다.

이런 부상은 주로 힘줄과 뼈가 서로 엉기기 때문에 발생한다. 또한 부상의 23퍼센트는 낙상 때문에 발생한다. 관절염을 앓은 적이 있는 선수는 아무런 질병에 시달리지 않는 선수에 비해 다섯 가지 이상의 부상에 시달릴 위험이 두 배나 높다. 또한 그들은 무릎 부상을 당할 위험이 세 배나 높다.

나이 든 이들의 주요 문제는 갑작스런 근육 좌상과 만성 건염이다. 힘줄과 근육이 만나는 부분은 특히 약한 부위인데, 이는 이 부위 근육의 '신축성'이 중심부 근육의 신축성보다 약하기 때문이다. 게다가 근육이 피로해지면 에너지를 흡수하는 능력이 약해지고 다른 근육과 함께 작용할 수 있는 능력도 줄어든다. 그러다보니 소위 말하는 편심운동eccentric movement을 할 때 부상을 당할 위험이 커진다.('편심'이란 근육의 길이가 늘어나고 있는 상태에서 수축하는 것을 의미한다. 이런 과정에서 부상을 쉽게 당한다.)

운동을 너무 많이, 너무 빨리, 너무 자주하면서 휴식을 너무 적게 취하면, 부상에 쉽게 노출된다. 안타깝게도 이런 문제들은 주로 나이

든 이들에게서 나타나며 소위 건증tendonosis이 원인이 되어 발생한다. 건염은 힘줄에 생기는 급성 염증인 반면, 건증은 힘줄에 가해지는 반복적인 미세 외상이 장기적으로 누적된 결과인데, 이에 대한 적절한 치료법은 존재하지 않는다.

아킬레스건, 슬개건patellar tendon, 회전근개건rotator cuff tendon, 내측 상과염medial epicondylitis(팔꿈치 안쪽), 외측 상과염lateral epicondylitis(테니스 엘보), 손목 힘줄은 모두 나이가 들면서 약화되는 부분이다. 나이가 들면 세포와 조직이 젊었을 때보다 재생 능력이 약화된다. 그러니 근육과 힘줄의 내구성도 약화되는 것이다. 근골격계의 조직 또한 회복 능력이 떨어져 강도 높은 운동을 한 후 몸이 회복되는 데 시간이 더 많이 걸린다. 재활치료를 제대로 하지 않으면, 과도한 운동 때문에 발생한 부상이 계속 남아 오랜 시간 운동할 수 없는 상태에 이를 수도 있다.

나 또한 이런 경험을 했다. 30세가 되었을 때, 나는 달리기밖에 하지 않았는데도 잦은 부상에 시달렸다. 운동 강도를 높이면 종아리 근육이 땅기거나 엉덩이 근육에 통증이 느껴질 거라는 사실을 거의 예측할 정도였다. 종종 근육통 때문에 2주간 운동을 하지 못했는데, 이는 달리기 훈련 일정을 완전히 망쳐놓았다. 40세가 됐을 때 나는 유연성 운동, 웨이트트레이닝, 크로스 트레이닝을 병행하면서 운동 강도를 높였다. 그 결과 전혀 부상을 당하지 않았고 기록도 많이 단축할 수 있었다.

치료 과정

인대나 근육 혹은 힘줄이 파열되는 순간부터 몸은 손상을 회복하기 위한 작업에 돌입한다. 다음은 회복의 단계를 정리해놓은 것이다.

- **부상당한 순간** 손상된 세포에서 화학 물질이 분비되어 염증이라는 단계를 유발한다. 부상 부위의 혈관은 확장된다. 조직의 손상된 부위로 영양분을 나르기 위해 점점 혈류가 증가한다.
- **부상당한 후 몇 시간** 흰색 혈액세포(백혈구)가 신체 내 혹은 피부의 부상 부위로 흘러들어가 상처 조직을 해체하고 제거함과 동시에 다른 특수세포로 하여금 상처 조직이 발달하도록 돕는다. 상처 조직의 발달이 완벽한 치료 방법은 아니지만 우리의 신체는 이런 방법을 통해 부상 부위를 치료한다. 상처 없이 재생될 수 있는 조직은 뼈가 유일하다. 다른 모든 부드러운 조직은 치료는 잘 되지만, 이는 상처 조직을 통해서 가능한 것이다.
- **부상당한 후 며칠** 상처 조직이 형성되기 시작한다. 상처의 크기는 상처 안의 부기, 염증, 출혈의 정도에 비례한다. 몇 주 지나 상처 조직이 제 기능을 하면서 부상 부위가 다시 힘을 얻는다.
- **부상당한 후 한 달** 손상되거나 찢어지거나 절단된 조직이 서로 결합하면서 상처 조직의 크기가 줄어든다. 하지만 부상이 완전히 회복되는 데는 몇 달 혹은 그 이상이 걸릴 수도 있다.

부상을 예방하려면 어떻게 해야 하는가?

강도 높은 운동을 하는 중간에는 뼈를 지탱하고 있는 근육과 힘줄이 그 기능을 회복할 수 있도록 휴식을 충분히 취해야 한다. 통증을 무시하고 과도한 운동을 계속하면, 만성염증이 발생해 상처조직이 쉽게 형성된다. 상처 조직은 건강한 조직에 비해서 훨씬 손상되기 쉽다.

부상 예방을 위한 네 가지 규칙은 다음과 같다.

- **규칙 1** 강도 높은 운동은 이틀에 한 번씩 함으로써 몸이 회복될 수 있는 시간을 가져라.
- **규칙 2** 다양한 근육을 사용할 수 있도록 여러 가지 운동을 하라. 각 운동마다 다양한 근육을 사용하는 전신 운동을 하길 권한다.
- **규칙 3** 운동 전에 충분한 준비운동을 하라. 10분간 걷거나 가볍게 근력 운동을 해주는 것으로 충분하다. 단지 신체 주요 부위의 체온을 올리기만 하면 된다. 근육과 힘줄이 따뜻해지면 차가울 때보다 더 유연해진다.
- **규칙 4** 부상을 예방하려면 프리햅을 하라. 프리햅이란 다리, 발목, 무릎, 어깨, 허리 등 부상 가능성이 높은 근육을 강화해 부상을 예방하는 것이다.

R.I.C.E.로 가벼운 부상 치료하기

- **R= 휴식**Rest 부상을 당하면 강도 높은 운동을 중단하고 부상당한

부위가 안정을 취할 수 있도록 하라. 휴식하는 동안 부상당한 관절을 계속 움직여주고 근육을 스트레칭해주는 것이 필요하다. 이렇게 함으로써 회복 과정에서 상처 부위를 최소화하고 상처부위가 딱딱해지는 것을 막을 수 있다.

• I= 얼음Ice 회복 기간에는 부상 부위에 얼음 팩을 20여 분간 얹어두는 방법을 하루에 여러 번 되풀이하라. 특히 부상 후 72시간 동안은 얼음찜질을 해주는 것이 좋다. 얼음을 얇은 플라스틱 팩에 넣고 투명 비닐 랩으로 감싼 뒤 찜질하는 간단한 방법이 있다. 이 기간은 부상 부위를 따뜻하게 하는 단계가 아니라는 것을 명심하라. 부상 부위를 덥히는 것은 72시간이 지난 뒤다.

• C= 압박Compression 말 그대로다. 부상을 예방하고 부기를 줄이는 데 압박은 놀라운 효과를 발휘한다. 이를 위해 집에 얼마간의 압박붕대를 준비해두도록 하라. 부상을 당하면 심장에서 가장 먼 쪽에서부터 시작해 심장 쪽으로 이동하면서 관절 주위에 붕대를 감아라. 이렇게 하면 부상당한 부위에 부기를 유발하는 체액이 축적되지 않고 몸속으로 흡수되어 순환이 쉬워진다. 부상 부위에 발생한 체액이 흡수되어야만 회복이 이루어질 수 있으므로 이 같은 방법을 취하면 회복이 좀 더 빨라진다.

• E= 올려주기Elevate 압박 처치와 한 묶음으로 볼 수 있는 이 방법은 부상 부위를 심장보다 높게 해서 상처가 부어오르는 것을 막는 것이다. 부상 부위는 주변의 체액을 통제할 능력을 잠시 상실하는데 상처 부위를 심장보다 높게 해주지 않으면 체액이 점점 모여들어 회복이 더뎌진다.

그렇다면 규칙 1~4를 모두 적용했음에도 부상을 치료하지 못했거나 고통을 없애지 못했다면 어떻게 해야 할 것인가? 일단 운동이나 경기를 당장 중단하고 부상 부위를 얼음찜질해준 다음에 부상 부위를 심장보다 높게 해준다. 이 같은 조치를 취하면 부상 부위가 부어오르고 염증이 생기는 것을 최소화할 수 있으며 통증도 줄일 수 있다. 이부프로펜ibuprofen이나 나프록센naproxen과 같은 비스테로이드성 소염제를 복용하는 것도 염증과 통증을 줄이는 데 도움이 된다. 부상당한 후 72시간 이내에는 얼음찜질을 하고 부상 부위를 높게 유지해주는 것은 매우 중요하다.

다음은 잠시 운동을 중단한다. 도저히 부상 부위를 견디기 어렵거나 관절을 움직일 수 없다면 의사를 찾아가야 한다.

부상이 경미한 경우라도 몸은 스스로를 보호하기 위해 경직된다. 부드럽게 관절을 펴고 굽히면서 전체적으로 움직여보라. 하루에 수차례 이 같은 동작을 반복하라. 부드러운 스트레칭은 상처 조직을 최소화하면서 손상된 근육이 회복되도록 돕는다. 또한 회복 과정에서 다른 신체 부위를 단련함으로써 전체적인 신체 건강을 유지할 수 있다. 어깨에 부상을 당하더라도 실내 자전거를 탈 수는 있고, 다리에 부상을 당하더라도 팔로 웨이트트레이닝을 하거나 다리 사이에 부표를 달고 수영할 수도 있다.

급성 부상과 만성 부상

발목인대 부상, 허리 부상 혹은 손목 골절과 같은 급성 부상은 운동 중 갑작스럽게 발생한다. 급성 부상 증세는 다음과 같다.

- 갑작스럽고도 심한 통증
- 부기
- 다리에 체중을 실을 수 없을 때
- 팔이 지나치게 축 처질 때
- 관절을 완전하게 움직이기 어려울 때
- 사지의 힘이 지나치게 약화될 때
- 뼈가 분명하게 탈구되거나 골절되었을 때

전방 무릎통증anterior knee pain, 스트레스 반응 혹은 장경인대 통증 iliotibial band pain과 같은 만성 부상은 주로 오랜 시간 운동하면서 신체의 한 부분을 과도하게 사용함으로써 발생한다. 이런 부상은 그 정도가 서서히 심해지고 부상 발생 시점을 정확히 알아내기도 힘들다. 만성 부상의 증세는 다음과 같다.

- 운동할 때 통증이 심해지는 경우
- 쉴 때도 묵직한 통증이 느껴질 때
- 부기와 붉은 반점이 나타날 때

운동 종목별 부상

운동별로 사용하는 근육이 다르다. 그리고 운동 종목에 따른 특정 근육의 과도한 사용은 부상을 불러올 수 있다. 부상을 피하려면 어떤 부위가 약한지를 확인하고 이 부위를 강화하는 운동을 미리 해야 한다.

달리기

달리기에서 부상을 당하는 이유는 대부분 너무 많이 뛰기 때문이다. 너무 많이, 너무 빨리, 너무 자주, 너무 적은 휴식이 그것이다. 또 다른 이유는 달리기 하나만을 한다는 것이다. 중심근육(복근과 허리근육)이나 엉덩이 근육을 강화하는 운동을 하지 않고 단지 햄스트링이나 다른 다리 근육을 스트레칭 하는 정도로는 부족하다.

달리기 하는 사람들이 가장 많이 겪는 부상은 고관절에 생기는 활액낭염bursitis(장경인대증후군ITB syndrome)이나 전방 무릎통증, 아킬레스건염이나 정강이통증 혹은 족저근막염plantar fasciitis(아침에 침대에서 몸을 일으킬 때 발뒤꿈치에서 느끼는 날카로운 통증) 등이다. 기억해둘 것은 몸은 발끝부터 머리까지 하나의 운동 사슬로 엮여 있으며 서로 연결되어 작동한다는 사실이다. 단 하나의 신체 부위가 몸 전체에 영향을 줄 수 있다. 예를 들어 걸음을 옮기다가 엄지발가락이 경직되어 잘 구부러지지 않는 경우에는 체중이 발 바깥쪽으로 쏠리면서 무릎을 굽힐 때 슬개골이 바깥으로 휘게 된다. 이로 인해 슬개골에 지나치게 힘이 가해져 무릎 연골이나 그 아래의 슬개건에 자극을 줄 수 있다. 이때 대퇴부의 사두근이 약해서 슬개골을 똑바로 지탱하지 못할 경우에는 통증이 더 심해진다. 또한 햄스트링 근육이 뻣뻣해져서 잔걸음을 걸어야 하거나 무릎을 구부린 채 걸어야 할 수도 있다. 그러다보면 엉덩이를 더 굽히게 되고 이는 허리의 통증을 유발한다. 이처럼 모든 부위는 서로 연결되어 있다.

달리면서 부상을 당하지 않으려면 어떻게 해야 할까? 일단 엄지발가락부터 시작하자. 엄지발가락을 올렸다 내렸다 하며 원을 돌리듯 발가락을 돌려준다. 땅에 정확하게 착지하려면 70도 각도로 구부릴 수 있을 만큼 발가락이 유연해야 한다. 그다음엔 종아리, 햄스트링,

대퇴 사두근을 스트레칭해준다. 근육은 최적의 길이를 유지할 때 가장 효과적이고 유연하다. 이어서 달리기하는 모든 사람은 다리와 엉덩이, 중심근육의 강화를 위해 특히 신경을 써야 한다. 8장에서 설명한 '피트니스 입문 운동: 엉덩이, 대퇴 사두근, 무릎' 부분을 참고해 시작하자. 간단히 하체 운동만을 하려면 스쿼트를 해보라.

끝으로 달리기하는 사람들이 갖추어야 할 가장 중요한 용품, 즉 신발을 잘 챙겨라. 신발이 너무 낡았으면 충분한 효과를 얻을 수 없다. 신발 겉 부분이 괜찮아 보인다 할지라도, 바닥이 낡았으면 바꿔야 한다. 신발 한 켤레를 완전히 떨어질 때까지 사용하는 것보다 여러 켤레를 번갈아 신고 운동하는 것이 더 효과적이다. 신발을 구입할 때 주의할 점은 15장에서 설명하겠다.

건염은 힘줄을 과도하게 사용해 생기는 염증이다. 달리기, 수영, 사이클링 등에서 운동 강도를 갑자기 높이면 급성 건염이 발생할 수 있는데, 이는 서서히 건증tendonosis으로 진행될 수 있다. 건증은 일반적으로 희고, 반짝이며 엿가락을 늘여놓은 것 같은 힘줄이 형태도 불분명한 회색 덩어리로 변해가면서 힘줄에 나타나는 만성적인 구조의 변화다. 건염과 건증에 대처하는 가장 좋은 방법은 예방이다. A.C.E만으로는 이를 예방할 수 없다. 이를 예방하려면 F.A.C.E. 운동을 해야한다. 즉 유연성 운동이 중요하다.

끝으로 40대 이상의 근육은 쉽게 불균형 상태에 빠지는데, 이렇게 되면 부상을 입는다. 걸을 때마다 다리 앞부분에 느끼는 정강이 통증은 근육 균형이 깨지면서 발생하는 가장 일반적인 부상 가운데 하나다. 정강이 통증을 예방하려면 8장의 '피트니스 입문 운동: 아래쪽 다리lower leg'를 참조하거나 스스로 할 수 있는 다리 운동을 찾아보라. 부상을 당했다면 우선 얼음찜질을 하고 충분한 휴식을 취한 뒤 비스테로이드성 소염제를 사용하라. 얼음찜질을 하려면 우선 종이컵에 물을 얼리고 난 다음 얼음이 1인치 정도 나오게 종이컵 가장자리를 찢어서 그 부분을 다리 앞쪽 전체에 대고 문질러라.

이 책의 초판 발행 이후 나는 많은 비디오를 제작했는데, 특히 달리기를 하는 사람들이 "병원을 찾지 않고 운동을 계속할 수 있도록" 하는 것을 목표로 한 비디오가 주를 이루었다. 이 영상을 이용하길 바란다. www.drvondawright.com/media/에서 찾아볼 수 있다.

급성 달리기 증후군

이제 막 운동을 시작했거나 주말마다 운동에 '박차를 가하는' 주말 전사들은 특히 근육통과 염증의 형태로 찾아오는 급성 다리 통증에 시달릴 가능성이 크다. 아마 당신의 근육과 힘줄은 대체 왜 갑자기 이렇게 움직여야 하는지 이해하지 못하고 어리둥절해 할 것이다. 그리고 너무 달아오르고 지치고 아픈 나머지 아우성치기 시작할 것이다.

성인 대부분은 갑자기 운동 강도를 높이고 이틀 후에 통증을 느끼게 된다. 하루 뒤에는 약간 근육이 화끈거리는 정도이지만, 48시간이 지나면 실제 다리를 절뚝거릴 정도의 근육통이 찾아온다. 근육통은 운동할 때 근섬유의 미세파열이 계속되면서 생긴다. 이 근섬유 미세파열의 정도는 운동량과 운동 방식에 따라 달라진다. 근육의 편심성 수축 현상eccentric muscle contraction(근육이 열을 받아 늘어나는 상태에서 나타나는 수축현상)은 미세파열을 유발하는 가장 큰 원인이다. 이러한 현상은 언덕이나 계단을 뛰어 내려갈 때 혹은 웨이트트레이닝 중 기구를 내릴 때 발생한다. 통증은 젖산이 증가하면서 발생하기도 한다. 무산소 신진대사의 부산물인 젖산은 강도 높은 운동을 할 경우 근육 속에 쌓이게 된다.

근육통은 대체로 며칠 후에는 사라진다. 하지만 그동안 적극적인 회복을 위한 노력을 해줘야 한다. 운동 후에는 즉시 많은 양의 물을 마시고 근육 속에 쌓인 젖산을 씻어내기 위해 몸을 식혀야 한다.(예를 들어 달리기를 한 후에는 가볍게 걸으면서 몸을 식혀야 한다.) 다음날 강도 높은 운동을 하는 것을 삼가고(나는 절대 이를 권하지 않는다), 준비운동이나 마사지를 한 후 가볍게 스트레칭을 하고 나서 걷거나 강도 낮은 운동을 하는 것이 좋다. 마사지를 하면 기분이 좋아질 뿐 아니라 근육통을 유발하는 부기를 감소시키는 역할도 한다. 또 얼음과 비스테로이드성 소염제는 근육통과 염증을 완화하는 데 도움이 된다. 근육통이 사라지면 준비운동을 한 다음 다시 운동을 시작하라.

수영

수영은 바닥에서 전해지는 충격을 받지 않고서도 운동 효과를 볼 수 있는 훌륭한 운동이지만, 나이든 사람은 어깨관절의 회전근개가 손상을 입기 쉽다. 회전근개는 뼈와 뼈 사이에 놓여 있다. 다시 말해 주요 회전근개인 견갑골 위쪽에 있는 극상근supraspinatus muscle은 견봉acromium(어깨 꼭대기를 손으로 만졌을 때 잡히는 뼈)이라고 불리는 뼈의 지붕에서부터 상완골두humeral head(팔의 상부 끝에 있는 뼈)까지 이어진다. 이 두 개의 뼈 사이에 주요 회전근개근이 자리 잡고 있는데 목에서 뻗어 나와 상완골humerus 바깥에서 끝난다. 수영할 때 반복해서 스트로크 동작을 하면 두 개의 뼈 사이에 있는 이 회전근개의 힘줄을 건드려서 건염이나 근육 파열을 초래할 수 있다. 만약 견갑대shoulder girdle

가 약하다면 상태는 더 악화될 수 있다. 또한 이 부위는 혈액이 잘 공급되지 않는 곳이므로 다치면 회복하는 데도 시간이 오래 걸린다.

8장의 '피트니스 입문 운동: 어깨와 팔' 부분에 있는 운동으로 회전근개를 강화하라. 그리고 극상근 위에 있는 상완골두의 상부압력을 증가시키는 핸드패들hand paddle을 사용하지 마라.

사이클링

사이클리스트들이 당하는 부상은 과도한 운동 탓도 있지만, 사이클링에 매우 중요한 역할을 하는 장비의 결함 탓도 크다. 자전거와 사이클링에 대한 일반적인 주의사항은 다음과 같다.

- 로드 바이크의 경우 안장에서 탑튜브top-tube(프레임 중 가장 위쪽 튜브)까지의 거리가 2.5센티미터가 되어야 하며, 오프로드 바이크의 경우는 7∼15센티미터를 유지해야 한다.
- 자전거의 안장 높이는 무릎을 최대한 구부렸을 때의 각도가 30도가 되도록 한다. 안장이 낮을 경우 무릎을 더 많이 구부려야 하므로 무릎 통증을 유발할 수 있다.
- 안장 앞쪽 끝에서 핸들 중심부까지의 거리는 당신의 팔꿈치에서 중지까지의 거리와 같아야 한다. 자전거의 크랭크crank 길이가 길면 역학적인 면에서는 유리한 점이 있으나, 엉덩이나 무릎을 더 크게 움직여야 하므로 부상 위험이 높아진다.
- 아직도 토 클립toe clip(페달 위에 발을 고정하기 위한 클립 밴드)을 사용하고 있다면, 자전거용 신발로 바꾸어서 페달에 닿는 발바닥 부분을 보호하는 것이 좋다. 이렇게 하면 발 신경압박으로 인한 부상과 발가락 감각이 떨어지는 것을 예방하는 데 도움이 되기도 한다.

사이클링에서 발생하는 부상을 당하지 않기 위한 좋은 방법 중 하나는 자전거 전문 판매점에서 자신의 몸에 맞는 자전거를 구입하는 것이다. 자전거를 몸에 맞추기 위해 자전거 전문 판매점에서는 여러 가지를 측정하는데, 특히 발과 안장 사이의 거리를 측정해 자전거의 각 부분을 몸에 맞게 조절해준다. 이렇게 하면 자전거를 더 편안하게 탈 수 있다.

사이클링 중 발생하는 무릎 부상을 피하려면, 근육에 통증을 느끼거나 부상을 당했을 경우 증세가 완화될 때까지 운동 강도를 조절하고 케이던스cadence(1분당 페달을 밟는 횟수)를 90 이하로 유지하며 산악 사이클링을 자제해야 한다. 그리고 대퇴 사두근, 햄스트링 근육, 종아리 근육을 유연하게 해야 한다. 전기 자극 치료를 통해 근섬유(속근 섬유와 지근 섬유)를 강화하고 중앙(혹은 안쪽) 대퇴 사두근과 측면(혹은 바깥쪽) 대퇴 사두근의 힘의 균형을 맞출 수 있다.(일반적으로 중앙 대퇴 사두근이 측면 대퇴 사두근보다 약하다.) 평발 등과 같은 발바닥의 결함을 보완하기 위해 보조기구나 웨지wedge를 착용하는 방법도 있다. 부상을 당한 경우에는 스쿼트나 런지는 피해야 한다.

사이클링을 하다보면 강력하게 힘을 줘야 하는 경우나 안장이 너무 낮은 경우에 배측굴곡dorsiflexion(발목을 위로 구부리는 동작)이 반복적으로 나타나기 때문에 아킬레스 건염이 발생할 수 있다. 발이 위로 잘 구부러지지 않거나 평발일 경우 족저 근막염에 노출될 위험이 크다. 케이던스를 낮춰(페달을 느린 속도로 밟아) 지나친 저항(과도한 압박)을 피함으로써 발 앞쪽에 통증을 느끼는 것을 예방할 수 있다.

아플 때 운동해도 괜찮은가?

─────────

적절한 운동을 하는 사람들은 운동을 하지 않는 사람들에 비해 병가를 내는 비율이 50퍼센트나 낮다고 한다. 그렇다면 아플 때는 어떻게 해야 하는가? 물을 많이 마시고 휴식을 취하며 치킨 수프를 먹어라. 엄마가 말씀하신 것처럼 말이다.

- 콧물, 기침, 오한과 통증을 동반한 감기에 걸렸다면, 증세가 완화되고 숨을 편하게 쉴 수 있을 때까지 휴식을 취한 다음에 강도 높은 운동을 다시 시작하는 것이 좋다.
- 걷기 운동은 아무 때나 건강에 도움이 되며 감기를 악화시키지는 않는다.
- 심한 독감에 걸려 열이 나거나 심한 피로감을 느낀다면, 1~2주 회복기를 갖고 난 다음에 서서히 운동을 다시 시작해야 한다.

관절염: 지긋지긋한 관절통

관절의 뻣뻣함, 쑤심, 삐걱거림, 부기, 극심한 통증은 관절염 증상이며, 나이가 들면서 이런 증상이 나타남에 따라 운동하기가 힘들어진다. 좋은 소식은 관절염을 치료해 다시 운동을 할 수 있는 방법이 많이 있다는 것이다.

관절염재단Arthritis Foundation에 따르면 5000만 명의 미국인이 관절염에 시달린다고 한다. 이 흔한 질병은 노화와 정확히 어떤 관련이 있는가? 간단히 말해 관절염은 뼈끝을 덮고 있는 연골이 닳아서 파열되는 증상이다. 일반적으로 연골은 부드럽고 윤기가 나고 흰색을 띠고 있으며, 두 개의 뼈는 서로 교차해 움직일 때 연골 덕분에 거의 마찰이 발생하지 않는다. 실제로 연골은 얼음보다 더 매끄럽다. 하지만 연골이 닳으면 도로 위에 움푹 파인 구멍들처럼 표면이 매끄러움을 잃고 만다. 그렇게 되면 관절이 뻣뻣해지고 통증이 시작되는 것이다.

제약회사 써마케어에서 베이비붐 세대들을 대상으로 관절염에 대해 조사한 적이 있었는데, 참여한 사람들 가운데 67퍼센트는 1주에 한 번은 근육통이나 관절통을 느낀다고 대답했다. 또 통증에 시달리는 사람들 중 69퍼센트는 운동하면서 통증을 극복하려고 하고 있고 90퍼센트는 통증을 치료할 수 있다고 믿고 있으며 새롭고 더 효과적인 치료 방법을 찾고 있다고 대답했다.

당신이 만약 관절염을 앓고 있다면 지금이 치료할 수 있는 최고의 기회다. 여기서 치료법 중 몇 가지를 설명하자면 다음과 같다.

가정에서 하는 관절염 치료

관절염을 앓는 사람들 대부분은 관절에서 천천히 번져오는 고통과 아픔을 느끼면서도 곧바로 의사에게 찾아가지는 않는다. 다음은 가정에서 할 수 있는 몇 가지 치료법이다.

- **온열 치료**Heat therapy 아침에 일어날 때, 운동하기 전에 한 자리에 오래 앉아 있다가 일어날 때 삐걱거리는 경직된 관절을 풀어주는 데는 온열치료가 매우 효과적이다. 온열치료를 하는 가장 손쉬운 방법은 관절염용 온열랩heat wrap을 사용하는 것이다. 40도까지 덥혀지는 이 일회용 온열랩은 공기 활성화 방식으로 작동되며 8~12시간 열이 지속된다. 온열랩의 열은 관절에 혈액 공급량을

증가시켜 관절의 움직임을 원활하게 한다. 그 밖에 온열 패드나 전자레인지에 데운 촉촉한 수건(화상을 입지 않도록 주의하라) 혹은 뜨거운 물주머니를 사용해도 좋다. 하지만 피부를 화끈거리게 하는 여러 관절염 크림이나 젤은 권하고 싶지 않다. 보통 이런 제품들은 관절을 둘러싸고 있는 부드러운 조직의 온도를 변화시키지 않을 뿐만 아니라 강한 약냄새만을 풍길 뿐이다.

- **얼음 치료**Ice therapy 얼음은 하루 운동을 마친 후에 혹은 관절에 통증을 느끼는 아무 때나 사용할 수 있는 훌륭한 치료수단이다. 이 간단한 치료법은 무릎에 염증이 진행되는 것을 진정시켜줄 뿐만 아니라 통증경로를 혼란시켜 통증을 완화하는 역할을 한다. 얼음찜질은 최소 20분은 해야 한다. 아이스 팩이나 얼음을 채운 비닐봉지를 수건에 감싸서 관절 부위에 갖다 댄다.(노화가 진행되면 피부가 얇아지므로 수건으로 감싸주면 피부 손상을 막을 수 있다.) 일반적으로 얼음찜질은 운동 후에 하는 것이 좋고 온열 찜질은 준비운동이나 아침 운동 시작 전에 하는 것이 좋다.

- **비스테로이드성 소염제 치료** 이런 종류의 약은 통증을 완화시켜 줄 뿐만 아니라 실제로 통증의 원인을 치료하기도 한다. 비스테로이드성 소염제(예를 들면 이부프로펜ibuprofen, 나프록센naproxen, 에토돌락etodolac, 셀레콕시브celecoxib 등)는 세포에 직접 침투하여 염증의 진행을 중단시키는 효과가 있다. 관절염의 경우 관절의 염증 부위에서 분비되는 독소 때문에 통증이 생긴다. 이런 신체반응이 일어나는 이유 가운데 하나는 부상 시 생기는 세포 잔해를 제거하기 위해서다. 우리의 신체가 분비하는 화학 성분의 힘은 아주 강력한데, 나는 종종 염증이 생긴 관절 부위에서 일어나는 현상을 '화학 전쟁'이라고 묘사하기도 한다. 이런 독소는 부상 부위

주변의 조직을 약화시켜 반복되는 통증과 염증을 유발한다. 따라서 아예 초기에 이 회로를 차단하고 독소를 없애야 한다.

비스테로이드성 소염제가 관절염에 큰 효과를 내지 못한다면, 이를 복용하라고 권하지 않겠다. 관절염에 이들 약제를 복용하는 것은 두통이 있을 때 아스피린을 먹는 것과는 다르다. 비스테로이드성 소염제는 며칠간 정기적으로 복용해야 최고의 효과를 볼 수 있다. 하루에 몇 번씩, 며칠간 복용해야 혈액 속에 치료성분이 형성된다. 비스테로이드성 소염제는 혈압을 상승시키고 위장 장애를 일으킬 수 있다. 그러니 이 약을 복용해도 괜찮은지 먼저 의사와 상의하는 것이 좋다. 특히 위장 장애가 있다면 반드시 의사와 상의해야 한다.

• F.A.C.E. 운동 치료 지금까지 당신은 F.A.C.E. 운동을 단지 운동을 어떻게 할 것인가를 제시하는 프로그램으로 여겼던 것이 사실이다. 관절염 때문에 내 진료실을 찾는 모든 환자는 유연성 운동, 유산소 운동, 근력 운동, 균형 운동을 한다. 나는 보통 이들을 6주간 물리치료를 받게 한 다음 위에서 제시한 네 가지 운동에서 결여된 부분을 강화하는 피트니스 프로그램으로 이전한다.

노화에 따른 관절의 경직보다 관절염에 따른 관절 경직 증세가 더 심각하기 때문에 스트레칭으로 관절을 유연하게 하는 것이 중요하다. 또 전체적인 근골격계 건강을 지키는 데는 유산소 운동이 중요하다. 관절염이 있다면 운동 방식을 바꿀 필요가 있다. 예를 들면 다리 관절에 무리가 가지 않는 따뜻한 물에서의 수영, 사이클링 혹은 스핀 바이크 운동을 하는 것이 좋다. 또한 달리기 대신에 엘립티컬 머신을 이용하는 것도 괜찮은 방법이다. 건강한 체중을 유지하기 위해 피트니스의 종류를 잘 선택하는 것도 중요하다. 지나친 체중은 무릎에 바로 무리가 된다. 걸을 때마다 무릎에 실리는 체중은 우리 체중의 5~7배에 이른다는 사실을 알고 있는가? 즉 체중이 5킬로그램 늘어나면, 무릎에는 약 30킬로그램의 부하가 걸리게 된다. 이것을 긍정적으로 표현해보자면 체중을 5킬로그램 줄이면 당신의 무릎은 30킬로그램의 부담을 덜게 된다는 것이다.

- **주변 근육 강화** 관절염에 걸렸다면 일상생활에서 오는 충격을 흡수하도록 관절 주변의 근육을 강화하는 것이 중요하다. 무릎이 이런 압박을 흡수할 수 있으려면 대퇴 사두근을 강화해야 한다. 무릎 건강의 핵심은 대퇴 사두근이다! 허벅지 앞쪽에 있는 이 네 개의 거대한 근육은 건강할 때는 무릎에 쏠리는 체중을 아주 강력하게 지탱해주며 관절에 가해지는 통증과 무게를 덜어주는 역할을 한다.
- **균형과 낙상 예방** 신체 균형을 유지하기 위해서는 근육과 근육에서 뇌에 이르는 경로를 강화해야 한다. 9장에서 얘기한 것처럼 나이가 들면 균형감각을 잃는데, 관절염은 이를 더욱 악화시킨다. 관절염에 걸린 부분의 무릎만 균형을 잃는 것이 아니라 그 반대쪽에도 악영향을 미치게 된다. 그 원인은 아직 정확하게 밝혀지지는 않았지만, 한쪽 무릎이 부상을 당하면 다른 쪽 무릎에도 영향을 준다는 것은 분명하다.
- **적극적인 휴식** 강도 높은 운동을 하다가 관절에 통증을 느끼면, 휴식을 취하라. 그렇다고 며칠 동안 드러누워 지내라는 얘기는 아니다. 그 대신 사이클링이나 스핀 바이크 운동, 상반신 운동을 계속하라. 어느 정도 운동을 계속해야만 휴식의 효과가 커진다.

관절염이 있는 사람은 그렇지 않은 사람보다 근골격계 부상을 당할 확률이 다섯 배, 무릎 주위에 부상을 당할 확률이 세 배나 많다. 이것은 대퇴 사두근의 약화와 균형감각의 변화에서 비롯되는 것이다. 따라서 나는 관절염을 가진 환자들에게 다음과 같은 물리치료를 처방한다.

- 온열/한랭치료
- 관절 운동
- 대퇴 사두근, 신체 중심부위 근육, 엉덩이 근육 강화 운동
- 피트니스 프로그램을 가정 프로그램으로 전환
- 균형 운동

관절염의 의학적 치료

내가 제시한 가정 치료법으로 관절염 통증을 제거할 수 있지만, 가끔은 이것만으로는 충분하지 않은 경우가 생기기 마련이다. 이럴 때는 몇 가지 의학적 치료를 받아야 한다.

- **관절 주사**Joint injections 관절염 때문에 생기는 통증을 해소하기 위해 의사들이 사용하는 관절 주사에는 두 종류가 있다. 하나는 스테로이드 주사이고 다른 하나는 관절 윤활제 주사다. 스테로이드 주사는 오랫동안 치료 방법으로 사용됐으며 리도카인lidocaine, 마르카인marcaine, 스테로이드steroid와 같은 통증을 마비시키는 약제를 혼합해서 관절에 주사한다. 이 주사의 주요 효과는 관절염 때문에 발생하는 통증과 염증을 줄이는 것이다. 이런 주사의 효과는 보통 3주 정도 지속되며 의사들 대부분은 일 년에 3회로 그 횟수를 제한하고 있다. 나는 환자가 극심한 통증을 호소하는 경우를 제외하고는 스테로이드 주

사를 처방하지 않는다. 그보다는 히알루론산hyaluronic acid이라고 하는 관절 윤활제 주사를 선호한다.(현재 히알루론산은 다섯 가지가 시중에 유통되고 있다. 그중 네 가지는 수탉의 볏에서 추출한 성분을 정제한 것이고, 나머지 한 가지는 박테리아를 이용하여 만든 후 주사제로 정제한 것이다.) 히알루론산은 관절의 염증을 감소시키고 관절의 윤활 효과를 증가시킨다. 이는 또한 관절에 남아 있는 연골에 영양소를 공급하는 물질이 생성되도록 한다. 히알루론산 주사는 초기 관절염에 가장 효과가 큰 방법이며, 그 효과는 6개월 혹은 그 이상 지속된다. 일주일에 한 번씩 3~5주 정도 주사를 맞으며, 환자에게 현저한 효과가 있을 경우 6개월에 한 번씩 주사 치료를 받는다.

얼마 전부터 나는 마크라는 환자에게 4번째 히알루론산 주사 치료를 시작했다. 54세의 보험 설계사인 마크는 늘 바빠서 업무상 약속 중간에 짬을 내 무릎 주사 치료를 받았다. 그는 진료 침대에 누워서 바지를 걷어 올리고 무릎에 주사를 맞자마자 다음 약속 장소로 달려가곤 했다. 6개월간은 별 통증 없이 지낼 수 있고 자신의 일에서도 보다 많은 성과를 얻게 될 것이다.

마크는 고등학교 때 무릎 부상을 당했는데, 이로 인해 지금은 왼쪽 무릎 뼈 가장자리의 관절 공간이 협소해지고 뼈 돌기가 생기는 이른바 골극osteophyte으로 심각한 관절염을 앓고 있다. 이 때문에 그는 밤낮으로 무릎 통증에 시달렸고 일상적인 활동에도 제약을 받기 시작했다. 더욱 안 좋은 것은 앉아서 지내는 시간이 늘어나면서 체중이 불어났다는 사실이다. 현재 마크의 오른쪽 무릎은 관절 사이에 공간도 넉넉하고 통증도 전혀 없이 완전히 정상으로 돌아왔지만, 왼쪽 무릎은 여전히 치료가 필요한 상태다. 처음 나에게 진료를 받으러 온 날 무릎 통증의 원인을 진단한 후, 내가 세 가지 치료 방법인 비스테로이드성 소염제 치료, 피지컬 피트니스, 히알루로산 주사 치료를 권하자 마크는 약간 회의적인 반응을 보였다. 하지만 이 세 가지 치료를 꼭 받아야 하는 이유를 설명하자 그는 납득했다. 이제 2년이 지나고 반 년마다 맞는 주사를 네 번째 시작하는 단계에 들어선 마크는 내 치료 법의 진정한 추종자가 되었다. 마크를 비롯한 나의 여러 환자에겐 관 절염이 곧 활동적인 인생의 종말을 의미하지 않는다. 이는 단지 우리 가 환자들이 계속 활동적인 삶을 이어나갈 수 있도록 모든 가능한 치 료법을 이용해야 한다는 것을 의미한다.

• **관절 보조기**Joint bracing 무릎 관절염은 다리에 문제를 일으키는데, 특히 곧은 다리가 안짱다리나 밭장다리가 될 수 있다. 이는 무릎 한 쪽이 닳으면 이쪽 관절이 무너지기 때문이다. 무릎 관절염 환자의 대 부분이 무릎 안쪽 부분이 무너지면서 안짱다리로 변한다. 무릎 보조 기는 무릎을 상한 **부분** 반대쪽으로 밀어줌으로써 상한 부분에 실리 는 힘을 '줄일 수' 있다. 예를 들면 무릎 안쪽에 관절염이 생겨서 안 짱다리가 되었을 경우 보조기를 착용하면 바깥쪽의 무릎 관절을 안 쪽으로 밀어서 무릎 안쪽에 실리는 힘을 줄이는 것이다. 하지만 무릎 보조기는 매일 착용해야만 효과가 있는데 상당수는 옷장에 그저 넣 어두고 매일 착용하지 않는다는 것이 문제다.

보조기는 환자에게 맞게 특수 제작되어야 하며 반드시 의사의 처 방이 뒤따라야 한다. 약국에서 살 수 있는 신축성이 있는 무릎 보호 대는 무릎에 힘이 실리는 것을 줄이는 데 효과적이지 않으므로 여기 서 내가 말하는 보조기와는 거리가 멀다.(내 환자 중에는 무릎 보호대를 선호하는 사람이 더러 있는데, 이는 보호대 착용감이 더 좋아 안정감을 더 느끼기 때문이다.) 한 연구 결과에 따르면 무릎의 통증을 덜어주고 안정감을 증가시키는 데는 보조기가 최고이며, 보호대는 아무것도 착용하지 않은 것보다는 나은 것으로 밝혀졌다.

• **보완·대체 치료**Alternative/complementary therapies 많은 환자가 약초나 대체 치료법이 관절염 치료에 효과적인지 묻곤 한다. 사람들은 콘드로이틴 황산chondroitin sulfate, 글루코사민glucosamine 혹은 상어 연골 등이 효과가 있다고 단언하지만, 이런 것들이 설탕 덩어리보다 더 효과가 있다고 확증할 만한 의학적 증거는 아직 없다. 하지만 최근의 연구 결과에 따르면 침술이 관절염으로 발생하는 통증을 완화하는 효과가 있다는 것이 밝혀졌다. 따라서 나는 환자들에게 대안적 치료법이 도움이 되고 신체에 손상을 주지 않는다면 언제든지 이를 수용해도 좋다고 말한다.

• **관절경 수술을 통한 관절 괴사조직 제거**Arthroscopic joint debridement 외과적 수술로 카메라와 도구를 좁은 절개 부위에 삽입하여 관절 안에 있는 느슨해진 조직이나 괴사조직을 제거하는 '관절 청소' 방식은 관절염의 장기적인 치료 방법으로서는 그리 효과적이지 않다. 관절경 수술이 효과적인 유일한 경우는 관절 반월판이 찢어지거나 관절 주위의 조직이 느슨해져서 무릎 잠김현상(이는 관절을 움직일 때 뭔가 걸리는 느낌을 받는 현상이며 굉장한 통증을 동반한다)이 나타날 때뿐이다. 무릎 반월판은 대퇴골(허벅지뼈)과 경골(정강이뼈) 사이에 있는 쐐기 형태의 탄력 있는 완충물질인데, 우리 체중의 80퍼센트를 지탱하고 있다. 따라서 뼈의 끝이 서로 부딪혀서 마모되는 것을 막아주는 역할을 한다. 각 무릎에 두 개씩 있는 이 반월판은 흔히 부상을 당하는 부위이기도 한데, 뼈의 끝을 감싸고 있는 연골과는 분리돼 있다. 대퇴골에서

경골로 이어지는 단면을 들여다보면, 대퇴골, 연골, 반월판, 연골, 경골 순으로 이루어졌다는 사실을 알 수 있다.

몸을 서로 부딪치거나 그렇지 않은 경우나 상관없이, 운동할 때 무릎을 비틀거나 몸을 회전하거나 갑자기 멈추거나 속도를 줄이는 과정에서 반월판이 파열되기도 한다. 또한 외부 충격 없이도 반월판이 부상당할 수도 있는데, 이는 퇴행성 파열이 시작되면서 점점 콜라겐이 약화되고 얇아지기 때문이다. 관절에 유리체(연골 조각이나 뼈 조각)가 있을 경우에는 관절경 수술이 효과적이다. 하지만 수술로 기계적 증상을 제거할 수는 있지만, 관절염 통증을 없앨 수는 없다. 나는 환자들에게 이 점을 분명히 한다.

나의 관절염 치료계획

환자를 진찰하고 엑스레이를 함께 보고난 후, 나는 환자의 관절염과 효과적인 치료에 대해 설명한다. 우선 나는 다음과 같은 4단계 치료를 실시한다.

01 _ 염증과 통증을 감소시키는 비스테로이드성 소염제 치료

02 _ 동작 운동, 근력 운동, 균형 운동, 체중 조절 등의 피트니스 프로그램에 따른 물리치료

03 _ 남아 있는 연골을 부드럽게 만들고 생장시키기 위한 히알루론산 주사치료

04 _ 현명한 영양분 섭취로 염증을 일으키지 않는 몸 만들기(이 부분은 13장에서 설명할 것이다)

부상을 일으키는 기계적 문제와 운동 강도의 문제를 풀기 위해서는 반복되는 부상을 제대로 파악하는 것이 중요하다. 지금 당장 자주

당하는 부상 목록을 만들어 그에 대해 곰곰이 생각해보라.

- 부상의 종류는?
- 언제 부상을 당하는가? (예를 들면 1년 중 어떤 특정 시기나 어떤 특정한 운동을 할 때)
- 어떤 동작을 했을 때 부상을 당하는가? (어떤 특정한 동작은 부상을 유발할 수 있다)
- 이런 부상은 단지 운동량을 너무 늘렸다거나 운동을 너무 빨리 했다거나 한 것에 대한 결과일 뿐인가? 혹은 반대쪽으로 보정작업을 할 때 통증을 느끼거나 부상을 당하는가?

자신의 부상 패턴을 정확히 기록함으로써 부상을 예방하는 데 도움을 받을 수 있을 것이다. 물론 부상을 예방하는 데는 이것 이외에도 신체의 약한 부분을 스트레칭해주고 자신이 어떤 운동에 취약한지 이해하는 것도 중요하다.

12

인공관절치환술

관절염으로 발생한 통증과 기능 장애로 환자의 삶의 질이 갈수록 떨어질 때, 나는 아예 관절 교체를 권유한다. 그렇게 말하면 많은 사람이 움찔한다. 하지만 나는 신체에서 제 기능을 하지 못하는 부위를 새로운 것으로 교체하는 것에 대해 말하는 것이다. 그런 것을 생각하는 일이 처음에는 약간 힘들 수 있지만 600만 달러의 사나이처럼 약간의 '생체공학적bionic' 방법도 나쁘지는 않다.

　오늘날 의사들은 손가락 관절부터 발목까지 몸의 관절을 다양하게 교체할 수 있는 능력을 갖추고 있는데, 그중에서도 무릎과 엉덩이가 가장 보편적인 교체 부위다. 미국정형외과학회는 2030년까지 전체 무릎 관절 교체 비율은 673퍼센트, 엉덩이관절 교체 비율은 174퍼센트로 증가할 것으로 예상한다. 이러한 증가세는 노령화와 관절 기술 분야의 발달 결과라고 볼 수 있다.

　"엑스레이에서 어떤 증상이 나타났건 우리는 환자의 관절을 교체하지 않는다." 나는 그렇게 배웠고 레지던트에게도 그렇게 가르쳤다. 이 말은 환자가 엑스레이상으로 심한 관절염의 증상을 보여준다고 할지라도 바로 관절을 교체하지는 않는다는 것이다. 여러 가지 방법을 시도해본 후에 환자가 "의사 선생님, 도저히 이젠 통증을 못 참겠어요"라거나 "선생님, 제발 좀 살려주세요"라고 할 때 비로소 나는 관절 교체에 대해 의논한다.

정형외과 의사들은 통증을 없애고, 운동능력을 증가시키고, 기능적 독립성과 심리적 행복감을 부여하며, 다시 운동을 할 수 있게 하는 수단으로서 인공관절치환수술total joint replacement을 권하고 있다. 인공관절치환은 더 이상 한 사람이 죽음에 이르는 과정에서 잠시 시간을 버는 정도의 수단이 아니다. 이것은 다시 운동을 할 수 있는 수단이다. 관절 교체는 삶을 더 연장시키는 수단이다.

내 부모님 이야기

2013년 6월 나의 부모님은 같은 날 인공치환 수술을 받았다. 수술 이후 두 분 모두 통증을 더 이상 느끼지 않았으며, 보다 중요한 사실은 일상으로 되돌아와 활기찬 생활을 다시 할 수 있게 되었다는 것이다. 다른 환자들과 마찬가지로 수술을 받기 전 부모님은 생활이 매우 불편했고 자리에 앉아 보내는 시간이 많았다. 얼마 지나지 않아 몸무게는 급격히 늘어났고 건강에도 많은 문제점이 발생했다. 수술을 받기 전 어머니는 몸을 제대로 움직이지 못해 2년간 거의 집에서만 생활했다.

나는 동료 의사에게 어머니의 무릎관절과 아버지의 엉덩이관절 치환 수술을 부탁했고, 두 분은 수술 후 각각 2일과 3일 만에 퇴원해 다시 활기찬 삶을 되찾았다. 여기서 주의할 점은 인공관절치환수술 이후 회복하는 데는 엄청난 노력이 필요하다는 점이다. 두 분은 근육을 다시 만들고 체력을 되찾기 위해 많은 노력을 기울였다.

아버지는 수술을 받은 지 두 달 만에 리버티 마일Liberty Mile 대회에 참가해 '걷기/달리기' 코스를 15분 만에 완주했다. 이는 실로 육체, 정신, 영혼의 승리였다. 아버지는 매일 걷기와 달리기를 하고 있으며,

지금의 관절 상태에서 긴 거리를 달리는 것이 무리이긴 하지만, 그는 자신이 원하는 삶을 살고 있으며 달리기를 시작하는 사람들과 함께 연습하고 있다.

어머니는 지금껏 한 번도 해보지 않았던 운동선수로 변신했다. 어머니는 평생 분주하게 살아오셨지만, 제대로 된 운동을 해본 적은 단 한 번도 없었다. 그런데 무릎 수술을 받은 이후 어머니는 줌바 댄스를 배울 뿐만 아니라 트레드밀에서 하는 걷기 운동과 풀장에서 수영도 하고 있다. 그 결과 어머니의 건강 상태는 매우 좋아졌으며, 예전의 날랜 어머니로 돌아왔다. 어머니는 74세 때 부상을 입었는데 줌바 댄스를 추면서 너무 빨리 도는 바람에 발목을 접질렸다. 지금 어머니는 '힙합 아쿠아 에어로빅' 수업을 들을지 말지 고민 중이다. 나는 어머니가 이 수업을 들었으면 한다.

인공관절 수술 이후 부모님은 새로운 삶을 살고 계신다.

관절을 교체할 때 고려해야 할 것들

무릎 관절 교체 여부를 결정할 때는 여러 가지 문제를 고려해야 한다. 전통적으로 의사들은 관절을 교체하기 전에 환자의 나이를 먼저 고려했다. 일반적으로 교체된 관절은 10년에서 15년 정도만 사용할 수 있기 때문이다. 하지만 관절의 쇠약함과 활동 감소, 무기력함에 괴로워하며 만성적 통증 때문에 약을 복용해야 하는 중년 환자들은 어떻게 해야 하나? 이들은 나이가 들어서 수술을 할 수 있을 때까지 괴로운 기다림의 시간을 보내야만 한다.

요즘에는 일찌감치 마모된 관절을 교체하는 경우도 있다. 물론 이후에 다시 관절 교체 수술을 해줘야겠지만 마냥 주저앉아 비만과 쇠약함에 시달리는 것보다는 수술하여 활동을 재개하는 것을 선택하는 사람이 더 많을 것이다. 게다가 발전된 관절 기술과 새로운 소재 덕분에 인공 관절을 더 오래 사용할 수 있어 15년이 지나도 재수술이 필요 없는 경우도 있다.

래리라는 환자가 있다. 그는 약 196센티미터의 키에 한때 몸무게가 226킬로그램에 달했던 남자다. 래리는 고등학교와 대학 시절 육상 선수였으며 졸업 후에는 운동을 그만뒀는데도 예전처럼 강도 높은 운동을 하는 선수들이 섭취하는 고칼로리 식단을 고수했다. 그러다보니 결국 체중이 불기 시작했다. 래리는 아들의 축구팀에서 코치였기 때문에 여전히 활동적으로 생활했는데 그에게도 무릎 통증을 도저히 참을 수 없는 시점이 찾아왔다. 그의 체중과 신체 해부학적 구조가 무릎의 연골을 파괴해버려서 걸음을 걸을 때면 뼈를 마치 절굿공이에 넣고 빻는 것처럼 삐거덕거렸다. 36세가 되자 래리는 더 이상 다섯 명이나 되는 자녀들과도 놀아줄 수 없게 되었고 직장 생활을 하는 것도 힘에 부쳤다.

이 의사에서 저 의사로 전전했지만 그때마다 무릎 관절 교체 수술을 하기에는 너무 체중이 많이 나가고 너무 젊다는 대답을 들을 수밖에 없었다. 하지만 인생을 되찾기로 한 래리는 일 년 동안 거의 90킬로그램을 줄였다. 하지만 무릎은 여전히 그의 삶을 방해하고 고통을 주는 주범이었다. 나를 찾아 왔을 때 래리는 여전히 젊고 거대했지만 체중의 절반을 줄이기 위해 엄청난 노력을 한 다음이었다. 내가 그토록 젊은 나이에 무릎 교체를 하는 것에 대해 염려를 표하자 래리는 절망에 빠져 눈물을 글썽거렸다.

외과 의사로서 나는 결정해야 했다. 무릎 교체 수술을 거절함으로써 이 젊은이가 앞으로 약 15년 동안 고통 속에 살도록 내버려두는 것이 좋을까, 아니면 코발트크롬cobalt-chrome으로 만들어진 인공 무릎 관절을 관절염에 걸린 무릎 관절과 맞바꾸는 모험을 함으로써 그에게 활동할 수 있는 가능성을 새롭게 열어주는 것이 나을까? 교체 수술을 할 경우 미래에 재수술을 할 수밖에 없다는 사실을 우리 둘 다 잘 알고 있었다. 결국 나는 결국 래리의 양쪽 무릎 관절을 교체했다.

수술 후 첫 번째 진료를 받으러 들른 래리는 입이 귀에 걸려 있었다. 또한 3개월간의 재활 과정에서 별 탈 없이 치료를 받았다. 오른쪽 무릎에 느껴지는 통증은 절개 후 아물지 않은 부위에서 오는 통증뿐이었다. 래리의 삶을 방해하던 욱신거리는 통증은 이제 사라지고 없었다. 그다음 해 래리는 직장으로 돌아갔고 다시 아들의 축구팀에서 코치를 맡았다.

무릎 관절 교체는 통증을 제기하여 팔다리 자세를 에진처럼 되돌리고 그 기능을 회복하는 데 목적이 있다. 많은 사람이 교체 수술을 받으면 활동적인 삶을 포기해야 할 것으로 생각한다. 하지만 사실은 그 반대다. 나는 달리기를 제외한 운동을 하도록 권한다. 연구에 따르면 관절 교체 수술 후에 하는 운동 수준은 수술 이전에 했던 운동 수준과 관련이 있다. 만약 당신이 수술 전에 운동을 계속했거나 운동선수였다면, 수술 후에도 이에 맞는 수준의 운동을 계속할 것이다.

관절 교체는 어떻게 이루어지는가?

연골이 닳아서 뼈들끼리 서로 부딪히기 시작하면 통증과 기형이 발생한다. 무릎 한쪽이 다른 쪽보다 대체로 빨리 닳는데 그러다보니 뼈가 한쪽으로 기울어지게 된다. 일반적으로는 무릎 안쪽(중간) 부분이나 엉덩이 관절 윗부분 연골이 빨리 마모된다. 나이 든 사람들이 흔히 안짱다리를 한 채 걷는 것도 이 때문이다.

따라서 모든 관절 교체 수술은 관절을 다시 똑바로 서게 해서 고통을 없애주고 관절을 재배치하는 것을 목표로 한다. 관절 교체 수술은 해당 관절을 절개하여 연골이 닳아 없어진 뼈의 끝 부분을 제거하는 것이다. 지그jig라는 특별한 기계를 사용하여 관절염에 걸리기 전의 관절 위치에 새 관절이 자연스럽게 자리 잡게 한다. 오늘날 의사들은 수술을 보다 정확하게 하기 위해 컴퓨터를 활용한다. 관절 치환술은 의사의 의향과 수술 후 환자가 기대하는 운동 수준에 따라 결정된다.

뼈의 절단이 모두 이루어지면 뼈끝에 금속 연골이 부착된다. 수술 전에 엑스레이로 이식 부위의 크기를 측정하고 수술 도중에 의사가 다시 정확히 측정해서 교체에 필요한 인공 관절의 크기를 결정한다. 의사가 적절한 크기와 배치 형태를 결정해서 그 자리에 부착하는 것이다. 관절 교체 수술이 끝난 후 곧바로 걸을 수 있는 것도 바로 이런 노력 덕분이다.

관절에 이식되는 물질은 코발트크롬이나 세라믹 혹은 티타늄 합금인데 표면이 매우 반짝거리도록 광택을 내서 이식한다. 그러다 보니 크롬으로 도금된 범퍼나 거울처럼 빛이 난다. 광을 낸 두 개의 금속 이식물 사이에는 아주 딱딱한 폴리에틸렌이나 폴리라는 이름이 붙은 플라스틱이 삽입된다. 인공 관절의 양 끝은 자연 상태의 관절이 연골 위에서 움직이듯이 이 플라스틱 위에서 움직이는 것이다.

관절 교체 수술 후 재활은 수술 전 환자의 상태에 따라 3개월에서

6개월이 걸린다. 수술 결과는 대체로 눈에 띄게 통증이 없어지고 관절의 기능을 되찾는 등 매우 좋다. 관절 교체 수술을 받은 환자 중 90퍼센트 이상은 수술 후 10년 이상은 양호하거나 우수한 상태로 지낼 수 있다. 미국고관절·슬관절학회의 관절 교체 수술 전문의들의 95퍼센트는 환자들에게 수영, 골프, 걷기, 사이클링, 계단오르기 같은 운동을 권하고 있다. 실제 많은 충격을 주는 운동(달리기와 같은)은 권하지 않지만, 이를 뒷받침할 만한 과학적인 증거가 충분한 것은 아니다. 몇몇 연구에서 보면 운동을 계속했던 사람들은 인공관절치환 수술을 받은 후 인공 보조물의 뼈 생성능력과 고정능력이 더 좋아졌으며, 기능적인 면에서도 힘, 균형, 내구성, 자기수용감각이 더 향상된 것으로 나타났다.

당신이 인공관절치환 수술을 생각하고 있다면, 지금 당신께 해줄 수 있는 가장 중요한 말은 '프리햅'이다. 이는 당신이 수술을 받기 전에 할 수 있는 최선의 행동이다. 이는 수술을 받은 후, 병원에서 예정보다 빨리 퇴원해 이전보다 더 열심히 운동을 할 수 있게 되고 결국 이전 생활로 돌아갈 수 있게 하는 방법이다. 교체수술을 받은 관절의 상태를 좋게 유지하기 위해서는 이미 배웠던 다리 운동과 중심근육 운동을 하는 것이 좋다.

현재 많은 사람이 인공관절치환 수술 대신에 부분적 무릎관절 교체 수술이나 고관절표면치환 수술hip surfacing을 선택하고 있다. 이는 관절염증이 가장 심하게 나타난 일부분만을 제거해 그곳에 인공보조물을 심음으로써 원래 부위의 손상은 최소화하는 수술이다. 자료가 충분한 것은 아니지만, 이런 수술은 매우 고무적인 방법이라고 할 수 있다. 부분적 무릎 교체 수술을 받은 환자의 93퍼센트가 수술 이전의 운동을 할 수 있게 된 것으로 나타났다는 몇몇 연구는 이런 사실을 잘 뒷받침하고 있다.

인공 관절로 거리를 누빈다

_____

미국고관절·슬관절학회의 연구에 따르면, 인공관절치환 수술을 받은 환자들이 할 수 있는 운동은 다음과 같이 나뉜다.

실제로 의사는 환자들에게 보통 아래의 사항을 권고한다.

허용된 운동	경험이 있는 자들에게만 허용된 운동	비권장 운동
에어로빅	크로스컨트리 스키	야구
사교댄스	스키 활강	축구
볼링	승마	달리기
골프	스케이트	미식축구
로드 사이클링	조정	배구
속보speed walking	테니스	
수영	중량 운동	
트랙 사이클링		
걷기		

관절교체 수술에 관해 보다 많은 정보를 원한다면, 미국 정형외과학회의 웹사이트 www.orthoinfo.aaos.org/menus/arthro-plasty.cfm와 www.anationinmotion.org.를 참조하기 바란다.

13

'낭비선'이 아니라 '허리선'
—영양 가이드

현명한 영양섭취로 몸을 튼튼하게 하고 뇌기능을 강화하는 문제는 매우 어려운 과제인 것이 사실이다. 실생활과 운동에서 최대의 능력을 발휘하는 방법에 대한 충고는 그때그때 다르기 때문이다.

언제부터 영양 문제가 이렇게 복잡하게 되었는가? 이 장에서는 영양 문제를 다량 영양소(탄수화물, 단백질, 지방)와 미량 영양소(비타민과 미네랄)에 관한 부분으로까지 확장해서 다시 한 번 점검할 것이다. 또한 몸에 염증이 발생하는 것을 예방하는 방법과 전체적인 식이요법에 관해 자세하게 설명하겠다. 그리고 채식주의 운동선수를 위한 영양섭취에 대해서도 설명한다.

마흔 이후의 피트니스만의 현명한 영양 이야기

수련과정에 있는 젊은 외과의는 언제 다시 식사를 할 수 있을지 전혀 알 수가 없기 때문에 시간이 나면 뭐든지 먹는다. 아무리 오래되고 냄새나고 기름진 음식이라도 손에 잡히는 것이면 뭐든지 살기 위해 입안에 쑤셔 넣으려 한다. 인턴과 레지던트 생활을 할 때는 일주일에 120시간 동안 일을 했다. 새벽 두 시에 깨어 있어야 하고 정신없이 뛰어다니는 스트레스를 못 이겨 종종 카페테리아로 숨어 들어가 치즈버

거와 감자튀김을 먹는 것으로 자신을 위로했다.

이 무계획적이고 오로지 생존을 위한 7년간의 식습관 끝에 결국 나는 11킬로그램이나 살이 쪘다. 그렇다고 운동을 전혀 하지 않은 것도 아니었다. 병원 주위를 일주일에 120시간이나 돌아다녔고 마라톤도 했다. 단지 쓰레기 같은 음식을 너무 많이 먹은 것뿐이다.

수련의 과정을 끝내고 시간이 많아지자, 나는 새벽 2시에 음식 먹는 것을 그만두고 시간만 나면 음식을 먹는 습관을 버렸으며 달리는 시간을 늘렸다. 식습관을 조절하고 건강 상태를 최고로 끌어올리기 위해 신선한 야채를 먹었으며 좋아하는 일을 했고 다음과 같은 다섯 가지 간단한 사항을 매일 지켜나갔다.

01_ 튀긴 음식은 절대로 먹지 말 것.

02_ 어떤 음식에도 샐러드드레싱이나 소스를 뿌리지 말 것. 샐러드드레싱은 테이블스푼 하나당 100칼로리나 된다는 사실에서 알 수 있듯이, 이런 것들은 건강한 음식에 지방분을 더하는 효과를 낸다.

03_ 주스 섭취를 삼갈 것. 대부분의 주스는 많은 설탕을 함유하고 있다.

04_ '좋은' 지방이라도 많이 먹지 마라. 올리브유는 테이블스푼 하나당 100칼로리나 된다.

05_ 설탕이나 단순 탄수화물을 음식에 넣지 마라. 오로지 복합 탄수화물만 먹어라. 나는 달리기 대회에 참가하기 위해 훈련할 때만 이 규칙을 깬다.(이때 나는 탄수화물을 평상시보다 조금 더 섭취한다.)

다섯 번째 규칙은 지난해에 깨지고 말았다. 설탕을 많이 섭취하면 다양한 질병이 발생하고 염증과 통증을 악화시킬 수 있으며 몸무게가 늘어난다는 사실을 이론적으로 알고 있으면서도 구미를 돋우는 설탕맛에 빠진 이후, 나는 매일 오후 검은 초콜릿과 과자를 먹고 종종 흰 파스타를 먹는 습관이 들고 말았다. 나는 1~4번 규칙을 여전히 충실하게 지키고 있지만, 설탕을 먹는 습관에선 아직도 벗어나지 못하고 있다. 이런 현상이 나타나는 이유는 외부적 욕구보다는 내부적 욕구 때문이라고 판단했다.

내가 일정량 이상의 설탕과 단순 탄수화물을 먹지 않은 것은 2013년 12월 1일부터다. 그날부터 나는 하루 과자를 먹으면 그 다음날은 절대 과자를 먹지 않았다. 처음에는 매우 힘들었다. 나는 내 몸이 얼마나 단맛에 길들여져 있는지 그리고 얼마나 검은 초콜릿을 먹고 싶어 하는지를 알고는 놀라움을 금치 못했다. 혀끝에서 감도는 맛이 사라지지 않았던 것이다.

그런데 일정량 이상의 설탕을 섭취하지 않은 채 1주, 1달, 몇 달을 버티니 내 입맛과 몸이 단맛을 찾지 않았다. 이런 상태에 한 번 접어들자 나는 더 이상 이진 식습관으로 돌아가길 원치 않았다.

단지 음식 조절만 했는데도 두 가지 놀라운 효과가 나타났다. 첫째, 몸무게를 빼려고 하지 않았는데도 4주 만에 몸무게가 약 5킬로그램이 줄었다.(이는 문자 그대로 나는 그동안 매달 그 정도의 설탕을 섭취했다는 뜻이기도 했다.) 몸무게가 준 것도 좋은 일이긴 하지만 옷 사이즈에 대해 신경을 쓰지 않게 된 것이 두 번째 놀라운 효과였다.

이 책의 개정판을 쓰고 있는 지금 나는 47세로 7살 된 딸아이가 하나 있다. 지금은 건강하지만 얼마 전까지는 바닥에서 운동했을 때는 관절에 통증을 느꼈다. 하지만 다섯 가지 규칙을 따르고 일정량 이상의 설탕과 단순 탄수화물을 섭취하지 않자 모든 통증이 사라졌다. 정말 '모든' 통증이 사라졌다.

이는 나만의 얘기가 아니다. 11장에서 설명했던 써마케어 조사를 기억하는가? 40세 이상의 조사 대상자들의 대답은 다음과 같았다.

- 67퍼센트가 매주 근육과 관절에 통증을 느낀다고 답했다.
- 73퍼센트가 근육과 관절의 통증이 운동을 계속할 수 있느냐의 문제 이상의 골치 아픈 문제라고 답했다.
- 69퍼센트는 운동할 때 통증을 느끼더라도 운동을 계속할 것이라고 답했다.

신체에 염증이 발생하지 않도록 주의했다는 단 한 가지 단순한 이유만으로, 내 인생은 바뀌었다. 당신도 이런 단순한 선택을 할 수 있다.

항염증 식이요법

영양학자들과 스포츠 전문가들은 염증에 대해 새로운 사실을 밝혀냈다. 즉 염증이 어떻게 운동 능력을 떨어뜨리는지, 제대로 된 음식물이 어떻게 염증을 예방하거나 완화할 수 있는지에 대한 새로운 사실을 밝혀낸 것이다. 염증은 아무런 원인 없이 발생할 수도 있지만, 주로 운동할 때 발생한 부상 때문에 생긴다. 또 건강을 유지하기 위해서는 몸 안에 약간의 염증이 있어야 한다. 이것을 급성 염증이라고 부르는데, 예를 들어 알레르기 반응이나 병균에 감염되었을 때 몸은 그것을 확인하고 훼손 부위를 치료하도록 프로그램되어 있다.

몸의 기관들이 아무 이상 없이 작동하면, 유사시 신체반응의 일환인 항염증 화합물이 효과적으로 분비된다. 그렇게 해서 위협이 가해져도 몸은 균형 상태를 회복하는 것이다. 하지만 분명한 이유 없이 염증이 발생하거나 염증반응이 지나치면, 염증은 만성적인 것이 될 수 있다. 이는 운동능력에 영향을 미칠 뿐만 아니라 심장 질환이나 관절염과 알레르기 같은 자가 면역 질환을 불러일으킬 수도 있다.

최근 새로운 항염증 식이요법이 많이 나왔다. 이런 식이요법에서 조언하는 음식 종류는 매우 다양하지만, 지속적인 염증은 여러 질병으로 이어진다는 기본 개념은 똑같다. 이런 식이요법은 건강에도 좋을 뿐만 아니라, 운동 후 염증이 생길 가능성을 줄이는 데 도움이 된다. 일반적으로 항염증 식이요법은 살을 빼기 위한 것이 아니다. 물론 살이 빠질 가능성이 있지만 목적은 아니라는 말이다.

다음 목록은 기량이 높은 운동선수를 많이 보유하고 있는 노르웨이 연구진들을 포함한 이 분야의 연구진들이 제시한 항염증 음식과 비타민을 모아 놓은 것이다. 물론 당신은 당신만이 선호하는 부분과 개인적인 운동 목표를 세워 놓고 있을 것이다. 그러니 다음 목록에서 자신에게 맞은 부분을 고르면 된다.

항염증 식품

염증을 일으킬만한 식품을 피하라. 이런 식품에는 흰 밀가루와 흰 설탕과 같은 가공된 탄수화물과 튀긴 음식에 많은 포화지방과 트랜스지방 등이 포함된다. 해바라기유와 목화씨유와 같은 식용유, 버터, 치즈와 같은 전지 유제품, 붉은 고기와 살라미 소시지와 일반 소시지 같은 가공육, 술, 인공적인 식품 첨가물을 피하라. 나는 대신 다음과 같은 항염증 식품을 추천한다.

- **채소** 브로콜리, 꽃양배추, 시금치는 효과가 좋은 항염증 성분을 갖고 있다. 버섯은 면역력을 증가시킨다. 양파에는 강력한 항산화제인 케르세틴quercetin이 풍부하다.(항산화제는 DNA에 손상을 가하고 암이나 여러 질병을 일으킬 수 있는 '활성산소'라는 유해 물질에

서 몸을 보호해준다.) 그 이외에 염증을 감소시키는 채소로는 방울다다기양배추, 양배추, 완두콩, 껍질 콩, 켈프kelp, 리크leek, 올리브, 순무잎, 시금치, 고구마 등이 있다.

- **과일** 과일 껍질에는 케르세틴이 함유되어 있다. 파파야와 파인애플에는 치료물질이 함유되어 있고 딸기류는 염증을 가라앉히는 항산화제를 함유하고 있다. 그 외의 항염증 과일로는 그레이프프루트, 구아바, 키위, 라임, 멜론, 오렌지 등이 있다.
- **허브와 향신료** 다음에 제시하는 식품에는 생리활성물질이 풍부하게 함유되어 있다. 최근 보고에 따르면 강황은 코르티손 cortisone(관절염 등의 부종을 줄이기 위해 쓰이는 호르몬의 일종)과 같은 약물과 유사한 항염증 치료효과를 내는 것으로 나타났다. 생강과 마늘은 체내 염증을 치료하는 민간요법에 오랫동안 이용돼 왔다. 염증을 진정시키는 그 이외의 허브와 향신료로는 바질, 후추, 쪽파, 고수 잎, 계피, 정향, 오래가노, 파슬리, 로즈마리 등이 있다.
- **기름** 올리브유는 일반적으로 최고의 기름 가운데 하나로 생각되지만, 전문가들은 그렇게 생각하지 않는다. 순수한 유칼립투스 기름은 만성 염증 치료에 효과를 보이는 것으로 알려져 있다.
- **견과류와 씨앗류** 아몬드, 아마 씨, 헤이즐넛, 땅콩, 피칸, 잣, 참깨, 해바라기 씨, 호두는 모두 훌륭한 항염증 식품이다.

항염증 비타민

위에서 열거한 식품 이외에도 다양한 비타민은 염증 치료에 많은 효

과를 보인다. 다음은 최고의 효과를 나타내는 비타민 중 몇 가지를
소개한 것이다.

- **비타민 A** 비타민 A는 소염 효과가 있는 항산화제다. 오슬로 대학
  의 잉그리드 B. M. 콜세스 교수는 대장암 수술을 받는 환자에게
  비타민 A의 파생물을 투여하면 통증이 줄어들고 수술 전과 후의
  염증반응이 줄어든다는 사실을 발견했다. 비타민 A는 주로 간,
  전유, 몇몇 강화식품에 함유돼 있다. 당근과 다양한 채소에 함유
  된 프로비타민(인체에 들어가 활성비타민으로 변하는 비활성 물질)인
  베타카로틴beta-carotine은 인체에 들어가면 비타민 A로 바뀐다.
- **비타민 B6** 비타민 B군에 속하는 비타민 B6는 소고기, 생선, 칠면
  조, 채소에 많이 함유돼 있다. 비타민 B6는 수용성이기 때문에,
  매일 이를 보충하는 식습관을 들여야 한다.
- **비타민 C** 비타민 C는 관절을 보호하고 면역체계를 강화하며 몸
  전체의 염증을 완화시킨다. 비타민 C는 체내에 즉각 흡수되고
  초과된 부분은 몸 밖으로 배출되는데, 비타민 C가 풍부한 식품
  을 하루 온종일 섭취하는 것이 중요한 이유가 바로 이것이다.
- **비타민 D** 비타민 D는 인체에 칼슘과 인을 공급하고 뼈를 형성하
  는 데 필요하다. 당신이 원인을 알 수 없는 근육통을 느끼거나
  근육이 약해지거나 칼슘 균형이 깨졌다면, 비타민 D가 부족한
  것일 수도 있지만, 이를 복용하기 전에는 담당의사와 상담을 해
  야 한다. 비타민 D가 결핍되면, 관절염과 염증성 장 질환을 포함
  한 여러 염증성 질환을 불러일으키기도 한다. 비타민 D는 기름기
  가 많은 생선, 계란, 다양한 유제품에 함유돼 있다. 채소류에는
  비타민 D가 없다. 비타민 D는 햇볕을 쪼이면 피부에서도 생성된

다. 이런 식으로 만들어지는 비타민 D의 양은 인체에 충분하지만, 운동을 할 때는 강화식품을 섭취해 효과를 높여야 한다.

- **비타민 E** 비타민 E는 자연에서 토코페롤(유기화학 물질) 형태로 다양하게 존재한다. 비타민 E는 항염증 성분을 갖고 있는 또 다른 항산화제이기도 하다. 주변에서 쉽게 찾아볼 수 있는 견과류, 씨앗류, 푸른 잎채소는 비타민 E를 풍부하게 함유하고 있다.
- **비타민 K** 비타민 K는 아스파라거스, 브로콜리, 케일, 시금치와 같은 푸른 잎채소에 함유돼 있고 혈액 응고에 효과가 있다는 것이 가장 많이 알려진 사실이지만, 현재 연구진은 이외에도 다른 효과가 있다는 사실을 속속 밝혀내고 있는 중이다.

몸매를 관리하고 잘 먹어라

당신의 몸매는 어떤가? 아랫배가 튀어나온 '호리병' 형태인가 아니면 윗배가 튀어나온 '항아리' 형태인가.

건강이라는 면에서는 '항아리'형보다는 '호리병'형 몸매가 더 낫다. 유전적으로 항아리 형 몸매를 갖고 있는 사람은 대체적으로 당뇨, 심장병, 고혈압, 비만과 같은 건강문제를 갖고 있을 가능성이 크다. 하지만 이런 몸매를 갖고 태어났다 할지라도 지방량을 최소화함으로써 건강상의 위험을 줄일 수 있다. 과체중만 아니라면 항아리형 몸매도 특별한 위험에 노출되는 것은 아니다. 허리둘레를 남자는 40인치(약 101센티미터) 이하로, 여자는 35인치(약 89센티미터) 이하로 유지하는 것이 이상적이다.

몸무게를 늘리거나 줄이는 것은 복잡하거나 어려운 목표가 아니다.

이는 숫자놀이에 불과하다. 갑상선 기능장애나 당뇨와 같은 의료문제가 없다면, 몸무게를 줄이기 위해서는 평상시 섭취하는 칼로리보다 조금 더 적은 칼로리를 섭취하면 된다. 내가 사람들이 "어려운 문제가 아니구먼!"이라고 하는 소리를 들었던 건가? 이는 간단해 보인다. 그리고 사실 간단한 문제다. 그런데도 우리 가운데 3분의 2 이상이 어떻게 하루에 필요한 칼로리만을 섭취할 수 있는지를 아직 이해하지 못하고 있다. 실제로 우리는 몸무게가 5~10킬로그램 늘어나기 전까지는 몸무게가 늘어나고 있다는 사실을 제대로 인식하지 못한다. 그리고 현대 사회는 하루 권장 칼로리 이상을 섭취하도록 부추기고 있다. 그것도 시도 때도 없이 말이다. 예를 들면 20년 전에는 커피 16온스(약 450그램)가 45칼로리였다. 오늘날 입맛에 따라 향을 첨가한 같은 양의 커피는 350칼로리다. 이 정도 칼로리를 소비하려면 6킬로미터를 약 1시간에 걸어야 한다. 이래도 이런 커피를 계속 마셔야 할 이유가 있는가?

운동하지 않는 사람들이 내 운동프로그램에 참여하면, 나는 그들의 신체성분을 측정한다. 그러면 그들의 신체에서 지방이 있는 부분과 없는 부분의 비율이 정확히 나타난다. 한번은 운동을 하지 않다가 막 운동을 시작한 89명의 신체성분을 측정한 적이 있었다. 이 그룹에서 여성들의 평균 체지방은 51퍼센트로, 남자는 41퍼센트로 나타났다. 건강한 사람의 체지방률은 18~25퍼센트다.(표4는 신체성분과 발생할 가능성이 있는 건강상의 문제에 대해 설명하고 있다.)

이들은 일반적인 사람들과 별반 다를 게 없어 보였다. 몸무게를 줄여야 한다는 사실을 알고 있었지만 얼마나 줄여야 할지에 대해서는 전혀 알지 못했다. 이들은 자신의 몸 상태를 확인하고는 놀라움을 금치 못했다. 자신의 몸에 무슨 일이 일어나고 있는지를 깨닫는 것은 쉬

구분	BMI	비만 등급	남성: 허리둘레<40인치 여성: 허리둘레<35인치	남성: 허리둘레<40인치 여성: 허리둘레<35인치
저체중	<18.5	–	–	–
정상	18.5–24.9	–	–	복부비만은 건강을 위협
과체중	25–29.9	–	증가	높음
비만	30–34.9	I	높음	매우 높음
	35–39.9	II	매우 높음	매우 높음
극단적 비만	>40	III	극단적으로 높음	극단적으로 높음

표 4 │ 체질량지수BMI와 허리둘레에 따른 건강 위험

운 일이 아니다.

몸무게를 줄여야 한다고 생각하면, 먼저 지금 먹고 있는 식품의 포장지를 확인하라. 식품의 양과 그 안에 포함된 칼로리를 보면(제조업체가 생각하는 양이 당신이 생각하는 양보다 훨씬 적다) 칼로리가 얼마나 높은지 알고는 놀랄 것이다.

건강에 아무런 영향을 주지 않고 1주일에 뺄 수 있는 몸무게는 약 400그램이다. 이는 당신이 섭취하는 것보다 매일 500칼로리를 더 소비한다는 것을 뜻한다. 이를 생각한다면 사실 그리 힘든 일은 아니다. 아침에 식빵을 먹지 않고, 쉬면서 마시던 탄산음료 2캔을 마시지 않으면 된다.

다량영양소

지나치게 많이 섭취하면 살이 찌며 또 너무 적게 섭취하면 근육과 뼈의 손실(왜냐하면 필요할 때 몸은 그 자체가 창고이며 에너지원이다)을 불

러일으키고 피로를 증가시키며 부상과 질병에 시달리게 된다. 그렇다면 어느 정도가 충분한 양일까?

이 장의 나머지 부분은 몸에 활기를 불어넣는 데 필요한 것에 대해 설명했다. 어떤 사람에게는 이 부분이 전혀 새로운 정보일 수 있고, 다른 사람에게는 대충 훑어보고 지나갈 수 있는 부분이기도 하다. 주의할 점은 이 장이 다이어트를 설명하는 것이 '아니라는' 점이다. 다이어트에 관한 책은 시중에 수도 없이 많이 나와 있다. 그와는 달리 몸이 필요로 하는 것이 무엇인지를 알고 무엇을 먹을 것인지 잘 선택하도록 충고하는 것이다.

우선 단백질을 위시한 다량영양소에 대해 자세히 알아보자.

단백질

"단백질을 많이 섭취하라"라는 조언은 누구나 종종 듣고 있다. 노화가 오거나 운동을 많이 할 경우 그렇지 않은 사람보다 많은 단백질이 필요한 것은 사실이지만, 비싼 단백질 보충제나 단백질 함유 식품이라는 광고가 붙은 식품을 구입하는 데 돈을 쓸 필요는 없다. 단백질 자체가 근육을 만드는 것이 아니다. 필요 이상의 단백질과 탄수화물을 섭취하면, 지방조직처럼 몸에 과부하를 준다. 게다가 최근 연구를 보면 고단백 식품과 단백질 보충제를 너무 많이 섭취하면, 신장이 손상될 수 있고 뼈에 칼슘이 결핍될 수 있으며 탈수증이 나타날 수도 있는 것으로 밝혀졌다.

하지만 운동을 충분히 하기 위해서는 지금의 일일권장량으로는 충분하지 않다. 충분한 단백질을 섭취하지 않고 운동이나 웨이트트레이닝을 하면 에너지로 사용하기 위해 근육 속의 단백질을 사용하게 되어 근육이나 무지방체fat-free body mass가 감소되는 현상이 일어날 수 있다.

단백질은 운동할 때 근육과 뼈에 발생하는 미세파열을 복구하는 중요한 역할을 한다. 적은 양(일일 섭취량의 약 5퍼센트)의 단백질은 운동을 하는 데 연료로 쓰인다. 단백질 일일권장량은 체중 1킬로그램당 0.8그램이다. 이 말은 80킬로그램인 남성이 하루에 64그램의 단백질이 필요하다는 것이다. 30그램의 생선이나 육류에는 약 7그램의 단백질이 함유되어 있다.

주요 식품에서의 단백질

아래 목록은 당신이 단백질 섭취량을 계산하는 데 도움을 줄 것이다.

콩/견과류

- 아몬드(4분의 1컵): 8그램
- 대부분 콩 종류: 2분의 1컵 당 7~10그램
- 땅콩버터(테이블스푼 2개): 8그램
- 땅콩 (4분의 1컵): 9그램
- 호박씨(4분의 1컵): 19그램

빵/시리얼/곡물

- 1인분 당 3그램(빵 한쪽, 시리얼 반 컵, 곡물 반 컵)

닭고기

- 가슴살: 약 85그램 당 30그램

- 다리: 약 28그램 당 11그램

- 허벅지: 약 28그램 당 10그램

- 날개: 약 28그램 당 6그램

달걀/우유

- 큰 달걀: 6그램

- 우유(1컵): 8그램

- 요구르트(1컵): 8~12그램

생선

- 100그램 당 22그램

돼지고기

- 베이컨(1장): 3그램

- 비가공육: 80그램 당 22그램

- 햄: 80그램 당 19그램

붉은 고기

- 80그램 당 7그램

지구력이 필요한 종목의 남자 운동선수는 매일 몸무게 1킬로그램 당 최대 1.2~1.4그램의 단백질을 필요로 한다. 그리고 훈련할 때는 근육을 유지하기 위해 매일 몸무게 1킬로그램 당 1.6~1.7그램의 단백질을 필요로 한다. 이런 높은 요구치는 운동으로 인한 근육 손상을 치료하고, 근육을 증가시키고, 운동할 때 단백질을 에너지원으로 사용하는데 아미노산 혹은 단백질 구성 블록을 제공하기 위해 필요하다.(여자 운동선수에 대한 자료는 없다는 점을 주의하라.) 이 이상으로 단백질을 섭취하기 위해 고단백 식품을 먹거나 단백질 보충제를 복용해도 근육량이 증가하지는 않는 것 같다. 근육을 만드는 데에는 한계가 있는 것이다.

미국 영양및식이요법학회에 따르면, 우리가 먹는 단백질은 신체조직을 형성하고 유지하는 데 필요하다. 에너지원으로서의 단백질은 1그램당 4칼로리를 제공하는 탄수화물과 동등한 효능을 갖고 있다. 또한 단백질은 효소, 호르몬, 다양한 체액과 분비물을 형성하는 데 중요한 역할을 한다. 또 단백질은 지방, 비타민, 미네랄을 운반하고 생체항상성(생리적으로 안정된 상태를 유지하는 기능)을 유지하는 데 도움을 주기도 한다.

탄수화물

살을 빼기 위해서는 설탕과 녹말 섭취를 줄이는 것이 중요하다고 믿는 의사와 영양전문가들이 쓴 책이 베스트셀러가 되면서, 탄수화물에 대한 평판은 좋지 않게 되었다. 어떤 면에서는 그들의 생각이 일리 있는 것이긴 하지만, 당신이 마흔 이후의 피트니스에 전념하고 있다면, 당신에게는 충분한 양의 탄수화물이 필요하다.

탄수화물인 설탕과 녹말은 인체 내에서 에너지(포도당)로 전환되거나, 간에 글리코겐으로 저장된다. 글리코겐 형태의 탄수화물은 운동을 가능하게 하는 연료다. 그래서 운동을 꾸준히 하려면 매일 적당량의 탄수화물을 섭취해야 한다.

고탄수화물 식품을 운동 전에 섭취하면 몸속에 근육에 필요한 성분이 증가하는데, 이는 지구력 운동과 강도 높은 운동을 할 때 운동 효과를 증가시키는 역할을 한다. 밤새 식사하지 않으면 간에 저장된 글리코겐이 감소하고, 이렇게 되면 약간 어지럼증이 발생하고 피로를 빨리 느낀다. 배고픔 혹은 약간의 어지럼증을 느끼는 상태에서 운동하면 운동 효과가 떨어진다.

운동할 시간이 충분치 않거나 몸무게를 걱정하고 있다면, 운동하기 약 1시간 30분 전에 간단한 고탄수화물 간식(바나나, 베이글, 시리얼, 채식주의자용 '에너지바')을 먹거나, 운동하기 약 10분 전에 한잔의 유동성 보충음료를 마셔라.

우리 몸의 세포는 휴식할 때나 운동할 때 에너지를 만들기 위해 몸속을 순환하는 포도당을 사용한다. 세포만 탄수화물이 필요한 것이 아니라 두뇌도 에너지를 만들기 위해 탄수화물에 전적으로 의존한다. 또한 탄수화물은 운동 중에 혈당을 유지하는 데 도움을 주며 휴식과 충전 시기에는 근육 속 글리코겐을 보충하는 데 도움이 된다. 탄수화물 일일권장량은 나이나 운동량에 상관없이 하루에 최소 130그램 혹은 하루 섭취 칼로리의 45~65퍼센트다. 이는 우리의 두뇌가 기능을 하기 위해 필요한 최소량이다. 운동선수에게는 하루에 자기 체중 1킬로그램 당 6~10그램의 탄수화물을 섭취하도록 권유하고 있다. 예를 들어 70킬로그램인 남성 운동선수는 활동을 위해 하루에 420그램의 탄수화물이 필요하다. 저칼로리 다이어트(하루에 2000칼로리 이하)를 하는 중이라면 하루에 체중 1킬로그램당 6그램의 탄수화물을 섭취하기가 어려울 수 있다. 하루 2000칼로리 다이어트를 하는 성인 여성은 매일 160~200그램의 탄수화물을 섭취해야 한다. 중요한 점은 혈당 부하지수가 낮은 정제나 가공이 덜 된 형태의 식품을 섭취해야 한다는 것이다.

다음 사항은 탄수화물과 칼로리의 균형을 제대로 맞추는 데 도움이 될 것이다.

- 흰 밀가루와 설탕으로 만들어진 식품, 특히 빵과 포장 스낵식품(칩과 프레첼을 포함한) 섭취를 줄여라.
- 가공과정을 거치지 않은 현미와 벌거 휘트bulgur wheat와 같은 미정제 곡물을 많이 섭취하라. 이런 식품은 통곡물로 만든 식품보다 몸에 더 좋으며, 혈당지수는 흰 밀가루와 거의 동일하다.
- 콩, 겨울호박, 고구마를 많이 먹어라.
- 파스타를 쫄깃하게 익혀 적당량을 먹어라.
- 액상과당으로 만든 식품을 피하라.

나이가 들어도 탄수화물이 에너지의 근원이라는 사실에는 변함이 없다. 탄수화물은 운동할 때 필요한 에너지를 생산하는 원천이 된다. 운동을 한 시간 이상 할 경우 음식이나 음료의 형태로 30~60그램의 탄수화물 섭취를 권장한다. 건강 음료나 영양바가 필요한 것은 이 때문이다. 길을 나서거나 헬스클럽으로 가기 전에 미리 섭취하는 것이 좋다. 운동 중에 섭취할 경우 간혹 위장 장애나 설사를 유발할 수 있다.

강도 높은 운동(90분 이상의 운동) 후에 탄수화물을 섭취해주면 최적의 상태로 회복하는 데 도움이 된다. 이때 체중 1킬로그램 당 1.5그램의 탄수화물이 필요하다. 또한 두 시간 후에 추가로 탄수화물을 섭취하면 근육에 글리코겐이 저장되는 데 도움이 된다. 이는 강도 높은 훈련을 빈번하게 하는 이들에게 권장되는 사항이다. 취미로 운동하면서 가끔 달리는 정도라면 회복을 위해 탄수화물을 섭취하는 것에 그리 신경 쓰지 않아도 된다.

달리기 선수들은 대부분 먹는 것보다는 훈련에 신경을 더 쓰지만 덴마크 올보르 대학 건강 및 의료기술 학과 부교수인 언스트 앨빈 한 센Ernst Albin Hansen은 경기 중 적당량의 탄수화물을 섭취한다면 특별한 훈련을 하지 않고서도 마라톤 기록을 11분이나 단축할 수 있다고 주장한다.

지방

지방은 전혀 나쁜 것이 아니다. 몸에 해롭다는 인식이 있음에도 지방은 에너지를 제공하며 세포막에는 필수적인 요소다. 또한 비타민 E, A, D를 제공한다. 지방의 일일권장량은 정해져 있지 않지만, 전체 에너지 섭취량 중 20~35퍼센트를 지방으로 섭취하면 지방을 너무 많이 섭취했을 때 발생하는 만성 질환의 위험을 예방하면서도 생활에 필요한 에너지를 공급받을 수 있다. 이보다 더 적은 양은 운동 기량을 끌어올리는 데 도움이 되지 않는다.

인체가 에너지를 얻기 위해 지방을 어떻게 사용하는가는 운동의 강도와 시간에 따라 다르다. 휴식을 취하거나 강도가 낮은 운동을 하면, 지방은 주요 에너지원이 된다. 운동 강도를 높이면, 에너지를 얻기 위해 보다 많은 탄수화물을 소비한다. 3~4시간 운동을 계속하려면, 글리코겐을 근육과 간에 최대한 비축해야 한다. 운동 중에는 탄수화물(용액으로 된 탄수화물)을 섭취하라. 요즘은 6~8퍼센트의 포도당액을 권하는 추세다.

하루 2000칼로리 다이어트에서 600칼로리, 즉 67그램은 지방 몫이다. 포화지방, 불포화지방, 고도 불포화지방의 비율은 1:2:1이 되어야 한다.

다음은 지방 섭취를 균형 있게 할 수 있는 방법을 설명한 것이다.

- 버터, 크림, 고지방 치즈, 프라이드치킨, 지방이 많은 고기, 야자 핵 기름으로 만든 식품 섭취를 줄여라.
- 주요 식용유로는 엑스트라 버진 올리브유를 사용하라. 중성기름을 원한다면, 압착기로 추출해낸 유기농 카놀라유를 사용하라. 압착기로 추출한 고올레산 유기농 해바라기유와 홍화유를 사용해도 괜찮다.
- 일반적인 홍화유와 해바라기유, 옥수수기름, 목화씨유, 혼합 베지터블 오일은 피하라.
- 마가린, 베지터블 쇼트닝과 이런 것이 포함된 모든 식품은 피하라. 부분경화유로 만든 모든 식품은 절대 피하라.
- 아보카도와 견과류(특히 아몬드, 캐슈너트 그리고 호두) 그리고 이런 것들로 만든 너트버터를 많이 섭취하라.
- 오메가-3 지방산은 연어(가급적이면 날 것, 손을 대지 않은 상태에서 냉동된 것 혹은 통조림으로 된 것), 물이나 올리브유에 담긴 정어리, 청어, 은대구black cod(sablefish 혹은 butterfish), 오메가-3 강화달걀 그리고 대마씨와 아마씨(가급적이면 갓 갈아낸)로 섭취하라. 생선기름 보조제를 통해 오메가-3를 섭취할 수도 있다.(매일 2~3그램 복용으로 간편하게 EPA와 DHA를 섭취할 수 있는 제품을 찾아보라.)

체지방을 없애고 싶은가?

여기에 비밀이 있다. 먹어라!

다음 끼니가 언제일지 알 수 없을 때, 당신의 몸은 다양한 전략을 구사하여 칼로리를 저장하려고 한다. 끼니를 거르면 몸은 위협을 느끼고 진짜 기아 상태에서 몸을 보호하기 위한 방어기제를 가동한다. 숫자로 말해보자. 여성은 하루에 800~1200칼로리 이하로 먹을 경우, 남성은 1200~1800칼로리 이하로 먹을 경우 신진대사가 느려지고 몸은 근육을 연료로 사용한다.

신진대사를 증가시키기 위한 가장 확실한 방법은 F.A.C.E.의 C 즉, 중량 운동을 통해 지방의 비율보다 근육의 비율을 더 늘리는 것이다. 어쨌든 근육은 지방보다 더 많은 에너지를 사용한다. 또 다른 방법으로는 세 시간마다 적은 양의 식사를 하는 것이다. 이러한 방법은 다음과 같은 여러 가지 이유로 효율적이다.

- 음식을 소화하는 것 자체가 칼로리를 많이 소모한다.
- 건강한 소량 식사를 지속적으로 함으로써 자판기 앞을 기웃거리지 않게 된다.
- 소량의 식사는 지방 저장고를 조절한다.
- 영양분이 효율적으로 사용된다.
- 복잡한 탄수화물과 순수 단백질, 건강한 지방은 체내 혈당과 인슐린 수준을 안정시키고 식후에 에너지 충돌을 예방한다.

수분

스포츠 영양에서 '가장' 중요한 요소는 물이다. 몸은 물을 생산할 수 없으므로 땀과 오줌으로 배출되는 수분을 보충해야 한다. 주의할 점은 "갈증을 있는 그대로 믿지 말라!"는 것이다. 그 이유는 다음과 같다.

성인 몸의 50~70퍼센트는 수분으로 이루어져 있다. 날씬할수록 신체의 수분 함유량이 더 큰데, 근육은 80퍼센트 이상이 수분으로 이루어져 있지만 지방의 경우는 30퍼센트 미만이기 때문이다. 수분과 전해질 균형에 문제가 생기면 전체 신체 시스템부터 세포까지 영향이 두루 미쳐 운동할 수 있는 능력에 장애가 생긴다.

뜨겁고 건조한 환경은 몸을 힘들게 한다. 탈수증세가 오면 땀이 천천히 흐르기 때문에 몸을 효율적으로 식힐 수도 없다. 또한 지나치게 더운 환경은 심혈관 기능을 악화시켜 심장에 부담이 된다. 수분을 상실하면 중심 체온이 같이 상승하는데 1리터의 수분을 상실할 때마다 체온이 0.3도 오른다.

노화로 인한 변화는 이를 더 악화시키는 데 일조한다. 나이가 들면서 갈증 메커니즘도 변화한다. 신장 기능의 효율성이 저하되어 더 많은 수분을 낭비하고 혈관도 유연성이 떨어지면서 신축성이 감소한다. 결국 이런 점들은 피부를 통해 열기를 내보낼 수 있는 능력을 떨어뜨린다.

당신은 하루에 최소 2리터의 물을 마셔야 한다. 특히 운동할 때와 운동이 끝난 후에는 물을 많이 마셔야 한다. 더운 날에 운동하거나 운동을 마친 다음에는 땀으로 배출된 만큼의 물을 마시도록 하라. 하지만 앞서 언급한 대로 갈증을 있는 그대로 믿어서는 안 된다. 나이가 들면 갈증 메커니즘이 운동할 때 충분한 수분을 보충하도록 할 만큼 굳건하지 않다. 그러므로 최상의 기량을 발휘하기 위해서는 수분 보충 계획을 세워서 실천해야 한다. 운동 전, 운동 중, 운동 후로 나누어 수분을 공급하는 게 좋다.

- **운동 전의 수분 공급** 운동 중에 탈수증이 생겨 회복하기 위해 마시는 것보다는 이를 미리 예방하는 것이 더 쉽다. 미국 대학스포츠의학회에서는 운동 한두 시간 전에 500밀리리터의 음료를 마셔 수분 공급을 해주고 몸이 운동할 준비와 여분의 수분을 없앨 수

있는 시간을 미리 갖도록 추천하고 있다.

• **운동 중의 수분 공급** 수분 공급은 운동 중에 발생할 수 있는 탈수 증세를 최소화하거나 예방하기 위해서 이루어진다. 한 시간 이내로 운동할 경우에는 탄수화물 음료가 꼭 필요한지에 대한 과학적 근거가 없다. 물이면 충분하다. 하지만 한 시간 이상 운동할 경우 탄수화물 음료가 필요하다. 이는 보통 한 시간 이상 운동할 경우에 발생할 수 있는 근육 피로를 예방하기 위한 것이다. 탄수화물 음료는 그 농도가 4~8퍼센트인 것이 좋은데, 10퍼센트 이상이면 수분이 소화관 속으로 몰려가서(액체는 항상 가장 농도가 짙은 곳으로 몰려든다) 수분이 가장 필요한 곳에 수분이 부족해질 수도 있고 설사를 유발할 수도 있다.

위배출Gastric emptying이라는 용어는 당신이 마신 음료가 얼마나 빨리 체내에 흡수되는가를 나타낸다. 따라서 수분 섭취를 최대화하려면 토하지 않을 정도까지 마셔야 하는데, 그 양은 보통 500밀리리터가 들어 있는 한 병 정도다. 규칙적인 운동은 위배출에 영향을 미치지 않는 것으로 보이며, 고강도의 운동은 80퍼센트에서 그 이상까지 위배출 기능을 억제한다. 운동 중에 흘리는 땀을 보충하려면 20분마다 약 180~350밀리리터의 음료를 섭취해야만 한다. 운동 초반에 수분을 섭취해서 탈수 증세가 오기 전에 미리 예방하는 것이 낫다. 하지만 운동이나 경기에 집중하고 있을 때는 실천이 말처럼 그리 쉽지 않다. 운동선수 중에는 탈수증이 너무 심해져 경기 중에 체중이 2~3킬로그램 감소하는 경우도 그리 드물지 않다.

탈수증은 초기에는 증상이 상당히 미묘해서 못 알아차릴 수도 있다. 탈수 증세에는 소변 색깔이 짙은 황색을 띠고 입술이 마르며, 두통, 무력감, 흥분, 근육 경련 등이 포함된다. 탈수증세가 진행되면 소변을 누기가 어려워지거나 눈물이 나지 않거나 기절을 하거나 심장이 빠르게 뛰며 혈압이 낮아지고 생각을 명료하게 할 수 없다.

• **운동 후의 수분 공급** 누구든 운동 후에는 갈증을 느낄 것이다. 갈증을 느끼지 않더라도 물을 마셔주기 바란다. 운동 중에는 몸속의 수분이 2~6퍼센트까지 빠져 나가는 것이 정상이고 특히 더울 때는 탈수 현상이 심해진다. 운동 중에 당신이 500그램의 땀을 흘린다면 500~700밀리리터의 수분을 보충해줘야 한다. 또한 운동 중에는 카페인이나 알코올을 피해야 한다. 몸이 정상으로 돌아오면 소변 색깔이 깨끗해지고 투명해지므로 여전히 소변이 짙은 노란색을 띠면 물을 더 많이 마셔야 한다.

당신은 소금 땀을 흘리는가?

경기 전 체력 점검 시간에 프리마 프로그램에 참가하고 있는 선수 중 한 명인 마이크가 나에게 자신은 물을 충분히 마시고 자주 바나나(경련 방지에 좋다는 속설이 있는 과일이다)도 먹는데도 긴 훈련이 끝나고 나면 종종 심한 경련을 겪는다고 말했다. 몇 가지 추가 질문을 끝내고 나서 마이크는 무척 더운 날 마라톤이 끝나면 피부가 마치 소금에 덮인 모래종이처럼 버석거린다는 말을 덧붙였다. 소금 땀을 흘리는 것이었다. 땀을 흘리는 동안 피부를 통해 많은 염분이 빠져나가는 것이다.

상당수는 고혈압의 위험을 낮추기 위해 소금 섭취량을 제한해야 한다고 알고 있지만 이런 식으로 땀을 흘린다는 것은 몸에 염분이 충분하지 않다는 의미다. 그러면 아무리 바나나를 많이 먹어도 경련은 줄어들지 않는다.(바나나는 칼륨을 제공할지는 몰라도 염분을 많이 제공하지는 않는다.)

마이크는 우리 프리마 팀의 영양사 레슬리 본시와 상담한 다음 식단과 음료 섭취량을 조절하기로 했다. 영양사는 마이크가 운동 후에 잃어버리는 염분(나트륨)을 충분히 보충하지 않는다는 것을 발견했다. 이는 잦은 경련을 유발한다. 레슬리는 마이크가 프레첼(짠맛이 나는 막대기 모양의 스낵)이나 간장, 우스터셔 소스 등을 첨가한 식단을 짜도록 권장했는데, 그 후 마이크는 경련이 대폭 감소했다. 레슬리는 또한 장시간 운동할 때 손실되는 전해질(소금, 칼륨 등)을 보충하기 위해 스포츠 음료를 마실 것을 권장했다.

권장 수분

다음은 미국 대학스포츠의학회에서 권장하는 수분 보충 방법이다.

- 운동 시작 24시간 전에 균형 잡힌 식사를 충분히 하고 수분을 보충해줄 것.
- 충분한 수분 보충을 위해 운동 두 시간 전에 550밀리리터의 물을 마신 뒤 충분히 소변을 본다.(운동 중 화장실에 가기 위해 멈춰야 하는 것만큼 괴로운 것도 없다.)
- 운동 중 탈수 현상을 예방하기 위해 일찌감치 음료를 마셔준다. 여

유분을 가지고 있는 것이 나중에 따라잡기 위해 헐떡거리는 것보다 나은 법이다.

- 음료는 실외의 공기보다 시원한 정도(12.7~22.2도씨)여야 한다. 향이 첨가된 음료는 흡수가 쉽게 된다.
- 한 시간 이하로 운동할 경우 탄수화물과 전해질 보충은 필요 없으며 물로도 충분하다.
- 한 시간 이상 강도 높은 운동을 할 경우 당신의 몸은 전해질과 탄수화물이 필요하다.(시간당 30~60그램) 이는 포도당 한 팩에 해당하는 양이다. 좀 더 구체적으로 말하면 4~8퍼센트의 탄수화물 음료를 시간당 600~1200밀리리터 정도 마셔주는 것이 좋다.
- 보충된 액체는 1리터당 0.5~0.7그램의 나트륨을 함유해야 체액이 계속 유지되며 지나친 수분 섭취로 인한 나트륨 유실을 막을 수 있다.

미량영양소

미량영양소는 비타민이나 미네랄 같은 아주 미량으로 요구되는 영양소를 말한다. 규칙적인 운동을 하다 보면 에너지 생산과 헤모글로빈 합성(산소를 운반하는 혈액), 뼈의 건강이나 면역체계, 운동 후의 근육 증가, 산화 손상(세포가 운동 중 부상을 당하면 '활성산소free radicals'가 생성되는데, 이는 주변 세포를 다치게 할 수 있다)을 방지하는 등 수없이 다양한 역할을 하는 비타민이나 미네랄 요구량이 증가할 수 있다. 다량영양소와 같이 미량영양소도 섭취량이 충분하지 않을 경우 일상에 영향을 미친다.

대부분 일일권장량만 지키면 충분한 비타민과 미네랄을 섭취할 수 있다. 미국 영양및식이요법학회에서는 "만약 선수가 체중을 유지할 정도로 다양한 식품을 통해 충분한 영양을 공급받고 있다면 굳이 비타민이나 미네랄 보조제를 섭취할 필요가 없다"라고 말한다. 하지만 제한적인 식단이나 식품군을 뺐거나 칼로리가 없는 식품이 포함된 식단과 함께 운동을 한다면 이는 비타민이나 미네랄 결핍으로 이어질 수 있다. 노화가 진행되면 에너지 섭취가 감소되고 흡수력이 손상되는데, 만성적 질병이나 복용하는 약물 때문에 비타민이나 미네랄의 체내 흡수가 방해를 받을 수도 있다. 표5는 마흔 이후에 중요해지는 비타민과 미네랄에 대한 정보를 보여준다.

영양 보조제

최고를 원하는 운동선수들과 운동마니아들의 욕구를 충족시키기 위해 수백만 달러 규모의 영양보조제 시장이 형성되었다. 엄청나게 다양한 영양 보조제나 허브 성분 보조제, 다이어트 약제는 당신의 기량과 건강을 빠르게 향상시켜줄 것을 약속한다. 현재 제약회사들은 '안티에이징anti-aging'을 위한 약제를 800개 이상이나 개발 중이다. 하지만 보조제 시장은 규제가 잘 되지 않으며 약병이나 인포머셜(정보성이 강한 광고)에서 주장하는 많은 내용은 타당한 연구를 통해 검증된 것이 아니다. 다시 말해 입에 무엇을 넣을 것인지 신중하게 결정해야 한다. 최선의 결과를 원한다면 지나친 체중 감량을 피하고 충분한 수분 섭취를 하면서 균형 잡힌 식단을 유지하기를 바란다.

오늘날 뜨거운 논쟁거리 중 하나가 노화에 따른 근육 감소를 치료하기 위한 테스토스테론과 성장호르몬 보조제의 역할이다. 이 두 호르몬은 모두 체내에서 자연적으로 분비되는데, 나이가 들면서 분비가

비타민/ 미네랄	기능	섭취량	중장년층 운동선수와 운동하는 사람을 위한 차이/권장사항
리보플래빈 Riboflavin	에너지 대사	여성 = 1.1밀리그램 남성 = 1.3밀리그램	지구력이 요구되는 여성 운동선수들은 더 많은 섭취량이 요구된다. 높은 탄수화물 식단은 세균성 합성을 증가시키고 식이 영양소를 감소시킨다.
비타민 B6	아미노산과 글리코겐 대사	여성 = 1.5밀리그램 남성 = 1.7밀리그램	노화가 되면서 더 많은 양이 필요해진다. B6가 부족하면 면역성이 떨어진다. 어떤 영양사는 일일 2.0밀리그램으로 섭취량을 증가시킬 것을 제안한다.
비타민 B12	핵산 대사, 빈혈 예방, 적혈구 합성을 위해 필요	여성 = 2.4마이크로그램 남성 = 2.4마이크로그램	노화에 따른 일반적인 위장 감퇴 현상으로 B12의 흡수가 방해를 받고 빈혈 위험이 커진다. 채식주의자는 2.8마이크로그램을 따로 섭취해야 하는데, B12가 동물성 식품에만 존재하기 때문이다.
엽산	아미노산 대사, 빈혈 예방, 적혈구 합성을 위해 필요	여성 = 400마이크로그램 남성 = 400마이크로그램	노화에 따른 일반적인 위장 감퇴 현상으로 엽산 흡수가 방해를 받고 빈혈 위험이 커진다.
비타민 D	뼈의 건강, 칼슘 흡수율 증가, 면역 기능 조절	여성 50~70 = 10마이크로그램 여성>70 = 15마이크로그램 남성 50~70 = 10마이크로그램 남성>70 = 15마이크로그램	노화된 피부는 스테로이드 호르몬인 비타민 D 합성이 줄어드는데 갱년기 이후에는 호르몬 분비율도 감소한다. 따라서 영양제로 보충이 필요하다.
비타민 E	산화방지제: 산화 손상 방지	여성 = 15밀리그램 남성 = 15밀리그램	백내장, 심장병에서 보호. 선수를 위한 추가 섭취량은 필요하지 않지만, 지구력 운동의 경우 100밀리그램까지 섭취량을 늘리는 것이 좋다는 연구 결과가 있다.
칼슘	뼈의 건강, 혈액 응고, 근육 수축, 신경 전도	여성 = 1,200밀리그램 남성 = 1,200밀리그램	피로 골절 예방. 위축성 위염은 흡수력을 저하시킨다. 땀으로 칼슘이 빠져나간다.
철	적혈구 생산, 빈혈 방지	여성 = 8밀리그램 남성 = 8밀리그램	철 저장분은 나이가 들면서 증가한다. 따라서 철분보조제가 그다지 필요하지 않을 수 있다.

표 5 | 나이 든 이들에게 중요한 비타민 및 미네랄

W. W. 캠벨W. W. Campbell과 R. A. 게이크R. A. Geik의 허가를 받아 게재. 「나이 든 선수를 위한 영양학적 고려 사항」, 「영양」 20(7~8): 603~608 (2004).

감소한다. 이제부터 인기와 논란 뒤에 숨어 있는 안티에이징 약품과 보조제의 효과를 '좋음' '나쁨' '입증되지 않았음'으로 분명하게 나누면서 과학적으로 상세하게 설명하겠다.

테스테론

테스테론은 운동선수의 운동 능력을 높여주는 효과적인 보조제로 많은 연구가 이루어진 상태다. 하지만 안티에이징 효과에 대해선 많은 연구가 이루어지지 않았다. 우리가 테스테론에 대해 관심을 갖기 시작한 것은 1800년대 독일의 괴팅겐 동물원의 아놀트 베르홀트Arnold A. Berhold가 수탉을 거세했더니 싸우지도, 울지도 않고 암탉에 대해 관심을 보이지도 않게 되었다는 사실을 발견하면서부터였다. 수탉의 고환을 다시 복부에 이식하자, 수탉은 다시 '정상적인 활력'을 되찾았다. 그 후 샤를르 세카르(1817~1894. 모리셔스 출신의 심리학자이자 신경하자)는 '고한 추출물'을 자신의 몸 속에 주사히는 실험을 히고는 '이전의 힘'을 되찾았다고 보고했다. 1935년부터 전반적인 연구가 진행된 이후, 테스테론은 곧바로 운동 능력 강화제로 인정받았다.

60대 노인의 20퍼센트와 70대 노인의 70퍼센트 정도가 테스테론 수치가 낮다. 이들은 '생식기능 감퇴자'로 여겨진다. 이들은 성생활이 줄고, 근육이 줄어들며, 넘어져 골절상을 입거나 우울증, 인지장애를 겪는 비율이 증가한다. 결국 테스테론이 제대로 분비되지 않으면서 남자들은 나약해지는 것이다.

테스테론을 보충함으로써 성기능과 발기기능을 회복시킬 수 있다는 사실을 여러 연구에서 확인할 수 있다. 또 다른 중요한 점은 테스테론이 인지기능을 향상시키고, 언어기억과 시각기억을 강화시키고 기분을 좋게 한다는 사실이다. 성기능 감퇴 치료에 이용되는 테스테론 보조제는 노인의 신체 기능을 향상시키고 골밀도를 높이는 데도 효과를 나타낸다. 1000명이 넘는 노인에 대해 29회 이상의 무작위 임상시험을 한 결과 테스테론은 6개월 만에 뼈 지방을 6퍼센트 줄이고 내구력을 강화시키는 운동 효과를 보이는 것으로 나타났다. 그 어떤 연구진도 테스테론을 과다하게 투여하지 않았다. 오히려 일반적인 생리적 수준보다 낮은 수치의 테스테론을 투여했고, 이런 과정에서 실험 대상자들이 '활기찬' 기능을 되찾았다는 사실을 발견했다.

진찰과 치료를 받았든 그렇지 않았든 성기능 저하증이라는 결론을 내릴 때는 신중을 기해야 한다. 전립선암에 걸릴 위험성이 높다는 사실을 포함해 이런 치료가 특정한 위험을 유발할 수도 있다는 사실을 의사에게 상담을 받는 것이 좋다.

레스베라트롤Resveratrol

붉은 포도주와 맛있는 소스를 먹는 식습관이 있음에도 프랑스 여성은 왜 살이 찌지 않는가? 소위 '프렌치 패러독스French Paradox'는 붉은 포도의 껍질이 특정 단백질을 만드는 시르투인 1 유전자를 활성화하는 레스베라스톨을 포함하고 있다는 사실이 밝혀지기 전까지, 많은 과학자를 당혹스럽게 했다. 이런 활성화 과정은 세포의 소멸을 막아주고 고지방식 세포경로를 차단하는 역할을 한다. 2006년 『네이처』는 레스베라스톨이 암세포를 억제하고 관상동맥 질병을 예방하거나 치료하며 베타 아밀로이드(알츠하이머병을 일으키는 단백질)를 파괴한다고 발표했다. 그러면서 레스베라트롤이 주는 생리적 이점을 얻기 위해서는 하루 2000잔의 피노 누와르 포도주를 마셔야 한다고 했는데, 이는 말도 안 되는 소리다. 레스베라트롤은 약품이 아니라 보조제로 인식되고 있기 때문에 규제 품목에서 제외된다. 레스베라트롤을 섭취하면, 어떤 이점이 있는지를 확실하게 알아야 한다.

성장호르몬

신문 지상에 발표된 것(그리고 영화배우 실베스터 스탤론의 증언) 외에
도, 성장호르몬 보조제에 대한 30건이 넘는 무작위 임상시험이 이루
어지고 있다. 이런 연구를 메타분석(동일하거나 유사한 주제로 연구된 많
은 연구물들의 결과를 객관적·계량적으로 종합하여 고찰하는 방법)해보면,
성장호르몬은 지방을 줄이고 근육을 만드는 데 7퍼센트밖에 안 되는
아주 미미한 역할을 했을 뿐이라는 사실이 밝혀졌다. 근력이 강화되
거나 골밀도가 높아진 것은 아니었다.

의학 논문은 한결같이 성장호르몬은 운동 능력을 높여주는 역할
을 할 뿐이라고 비판한다. 또한 성장호르몬을 섭취한 후 나타나는 연
한 조직 부종, 관절통, 남성과 여성 모두에게서 나타나는 가슴 확대,
당뇨병 재발 등을 포함한 여러 합병증을 설명하고 있다. 성장호르몬
을 처방하거나 섭취하는 것은 현재 중범죄에 해당하며, 이를 어길 경
우 5년의 징역형이나 25만 달러의 벌금형에 처해질 수 있다.

크레아틴

크레아틴과 그의 파생물인 크레아틴 인산(근육을 수축하는 데 필요한
고에너지 화합물)은 인체 내에서 자연적으로 생성된다. 근육을 강화하
기 위해 종합 크레아틴을 복용하는 사람들도 있다. 이를 복용하면 근
육에 크레아틴과 크레아틴 인산이 증가한다.

오하이오 주립대학 연구진은 2주간 크레아틴을 복용한 남자 수영
선수들의 50미터 기록이 평균 0.73초 줄었다는 사실을 밝혀냈다. 하
지만 여자 수영선수들에게서는 크레아틴 복용이 효과를 나타내지 않

은 것으로 나타났다. 이 연구에서는 크레아틴 복용이 누적효과를 나타낸다고 주장하는 반면, 공동연구자인 니콜 린더스Nicole Leenders는 크레아틴을 운동선수에게 권하는 것을 주저하고 있다.

언제 먹을까

제때 식사하는 습관은 몸에 긍정적인 효과를 낸다. 칼로리와 혈당 조절을 위해 자주 적은 양을 먹어주는 것이 좋다. 일일 섭취하는 양보다 500칼로리를 더 사용하고자 한다면 식사를 거르지 않는 것이 좋다. 몸은 당신이 체중을 줄이려 한다는 것은 알지 못한다. 몸은 음식이 들어오지 않으면 굶주릴 것을 두려워해 저장 모드로 돌입한다. 그렇기에 굶는 것은 좋지 않다.

반면 운동을 시작하기 바로 전에 먹는 설탕이나 꿀은 운동에 필요한 에너지로 전환되지 않는다. 설탕이 혈류로 흡수되기까지는 약 30분이 소요되기 때문에 즉각적으로 에너지를 발산하지 않는다. 설탕이 세포로 흡수되는 데는 물이 필요하기 때문에, 이 과정에서 탈수현상이 나타날 수도 있다. 게다가 운동 전에 먹는 설탕은 인슐린을 급격하게 높이기 때문에 운동 능력을 떨어뜨린다. 인슐린은 약 30분 만에 혈당수치를 급격하게 떨어뜨리는데, 혈당수치가 낮은 상태에서 운동하면 피로감을 느끼고 구역질이 나며 탈수현상이 나타나게 된다.

운동하기 전 3일간 탄수화물에서 칼로리의 70퍼센트를 흡수하는 식이요법은 지구력을 필요로 하는 운동선수에게 가끔 도움이 될 수 있다. 하지만 체내 수분보유량은 보통 카보 로딩carbohydrate loading(지구력 운동선수에게 탄수화물의 공급을 원활하게 하기 위한 체내 탄수화물 축적법)과 관련이 있다. 이는 근육이 경직되거나 운동 초반부에 벌써 피로를 느끼는 현상을 부추길 수 있다. 3일간의 식이요법은 이런 현상을 최소화한다.

운동 한 시간 이내에 탄수화물이 풍부한 스낵을 소량으로 보충해주는 것은 운동 능력을 상승시키는 효과가 있는 것으로 밝혀졌다. 가벼운 에너지 보충 스낵은 지방과 섬유질 함량이 낮고 적당량의 단백질을 함유한 것이 좋다. 만약 아침 운동을 주로 한다면 지난밤 동안 아무것도 먹지 않아서 간에 저장된 연료가 적으므로 스포츠 음료 한 병을 운동 전에 마셔주는 게 좋다. 그리고 처음에는 화장실이 가까운 곳에서 운동하는 것이 좋다. 음식을 먹고 바로 운동할 경우 몸이 더 예민하게 반응하는 사람도 있기 때문이다.

미국 영양및식이요법학회는 마라톤 선수에게 마라톤을 하는 동안 매 시간 60그램의 탄수화물을 섭취해 에너지를 보충할 것을 권하고 있다. 이는 매 시간 에너지 겔 3개 정도를 섭취하는 것과 동일하다. 에너지 겔은 점액 형태이며 인체에 빨리 흡수된다.

장시간 운동하고 난 뒤에는, 회복시간 30분이 지나면 첫 번째 탄수화물 보충제를 섭취하고 그 이후에는 4~6시간 동안 2시간에 한 번씩 보충제를 섭취하라. 이렇게 하면 2시간 후에 보충제를 섭취하는 것보다 더 많은 양의 글리코겐을 비축할 수 있다.

경기 당일 시간에 맞춰 제대로 된 식사를 하고 있다면, 그 음식이 완전히 소화되는 데 4~5시간이 걸린다는 사실을 염두에 두어야 한다. 몇몇 운동선수들은 경기에 앞서 더욱 긴장하고 불안감을 느껴 보통 소화과정이 느려지게 된다. 평소보다 많은 시간적 여유를 두고, 저지방 식사를 하고 가벼운 스트레스 완화 운동을 하고 혹은 유동식(과일이 함유된 저지방 요구르트로 만든 과일 스무디smoothie 혹은 무지방 우유로 만든 인스턴트 아침 드링크제)을 먹는 것이 운동선수의 긴장을 완화하는 데 도움이 된다.

전략적 식습관

전략적인 식습관은 전략적인 운동 습관과도 같다. 매일 조금씩 변화를 주는 것이다. 자신의 식습관을 생각해 보고 천천히 필요한 쪽으로 식습관을 바꾸어 보라. 지금까지 운동의 연관성과 그것이 미래에 미치는 영향, 그리고 올바른 영양 섭취의 중요성에 대해 살펴보았다. 이제 개인 식사에 대한 핵심 사항을 알아보도록 하자.

몫의 크기에 주목하라

'몫portion'과 '일인분serving'의 차이는 무엇일까? '몫'이란 저녁 식사나 간식 혹은 다른 식사 시간에 먹기로 한 주어진 음식의 양이다. 물론 몫은 권장량보다 적을 수도 있고 많을 수도 있다.

이에 반해 '일인분'은 각 식품군에서 권장되는 양을 나타내기 위한 측정 단위라고 볼 수 있다. 이것은 식품의 포장지의 영양분석표에 나와 있는 음식의 양이거나 미국 정부에서 배포한 식사지침Dietary Guidelines for Americans에서 권장하는 일인분의 양이다.

예를 들어 하루에 권장하는 통곡물 섭취량은 일인분 단위로 6~11개 정도다. 통곡물의 권장 일인분은 식빵 한 조각 혹은 반 컵의 쌀 혹은 같은 양의 파스타다. (더 많은 권장 일인분의 예를 확인하려면 웹사이트

hp2010.nhlbihin.net/portion/servingcard7.pdf에서 '일인분 사이즈 카드 Serving Size Card'를 다운받으면 된다.) 사람들은 종종 권장량을 양과는 상관없이 6~11개의 '몫'과 혼동하기도 한다. 이렇게 되면 일인분이 '반 컵의 파스타'에서 '한 접시 가득 찬 파스타'로 바뀔 수도 있다. 권장량과 비교해서 당신의 '몫'은 어떠한지 항상 주의 깊게 살펴야 한다.

적절한 '몫'과 '일인분'의 양을 알고 싶다면 웹사이트 www.nhlbi.nih. gov/health/educational/lose_wt/menuplanner.html의 샘플 메뉴sample menus를 확인해 보라. 샘플 메뉴는 당신이 식사량을 결정하고 일일 칼로리 섭취량을 계산할 수 있도록 도움을 줄 것이다. 또 웹사이트 www.nhlbi.nih.gov/health/public/heart/obesity/lose_wt/ sampmenu.htm에서는 체중 감량을 위한 샘플 메뉴를 확인할 수 있다. 샘플 메뉴는 당신이 칼로리를 낮춘 식사를 계획하도록 도움을 줄 것이다. 또한, 미국영양및식이요법학회에서는 권장 '일인분'의 양을 제시하고 있다. 여기서 권장된 '일인분'의 양은 영양분석표나 식사 지침의 권장량과 다를 수도 있다. www.nhlbi.nih.gov/health/public/ heart/obesity/lose_wt/fd_exch.htm에 방문하여 식품 교환표Food Exchange List를 참고해서 자신에게 맞는 여러 가지 선택을 해보라.

아침식사

간단한 아침식사는 건강에 좋다.

- 요구르트와 통밀 크래커
- 시리얼을 넣은 저지방 우유 한 사발
- 저지방 그래놀라바granola bar
- 피그 뉴튼Fig Newton(무화과가 든 막대 모양의 쿠키)과 저지방 우유 한 잔

라이트 박사의 마흔 이후의 피트니스

- 베이글과 저지방 치즈 한 조각
- 무지방 요구르트로 만든 과일 스무디
- 건포도와 저지방 우유로 만든 스틸컷 오트밀steel-cut oatmeal
- 저지방 우유로 만든 딸기 스무디

오전 간식

간간이 먹는 간단한 음식은 신진대사를 촉진시킨다.

- 과일 한 조각
- 아몬드 버터를 바른 통밀 토스트
- 땅콩버터와 저지방 초콜릿 우유를 곁들인 통밀 크래커

점심식사

양은 적게 그리고 보다 일관성 있는 식사를 하라.

- 생과일 한 그릇과 당근 샐러드와 참치를 곁들인 통밀 토스트
- 상추와 후머스hummus(중동 지역에서 가장 유명한 딥소스)를 곁들인 치킨랩 chicken wrap
- 완숙 달걀과 당근을 곁들인 야채샐러드
- 참치 샐러드를 얹은 쌀 과자와 사과 몇 조각
- 아보카도와 토마토를 곁들인 통밀 토르티야
- 칠면조 고기와 채소를 넣은 통밀 피타샌드위치pita sandwich와 프레첼 그리고 저지방 우유
- 콩, 치즈, 살사소스 그리고 아보카도를 곁들인 라이스볼과 통밀 토르티야 몇 조각
- 저지방 튜나멜트 샌드위치와 프루트컵 그리고 저지방 요구르트

점심 간식

이때 먹는 모든 간식의 설탕함유량은 낮아야 한다.

- 사과 몇 조각
- 무지방 요구르트
- 무지방 요구르트를 곁들인 베리 스무디

저녁식사

하루 동안 먹는 여러 가벼운 식사 사이에 먹는 저녁식사는 많이 먹으면 안 된다.

- 흰콩 스튜와 통밀 빵
- 구운 연어와 고구마 그리고 껍질 콩
- 야채샐러드와 불에 구운 닭고기
- 쌀을 넣은 토마토
- 야채볶음과 두부볶음 그리고 현미
- 두운 파파야 치킨과 현미

저녁 간식

다음 두 간식은 모두 산화방지에 좋은 효과를 보여 준다.

- 초콜릿 약간(코코아 70퍼센트)
- 붉은 포도주 한 잔

채식주의 운동선수

당신이 채식주의자라 할지라도, 채소에서 에너지를 얻어 운동을 할수 있다. 사람들은 식물 단백질을 동물 단백질보다 쉽게 소화하지 못하기 때문에 채식주의 식단은 대개 단백질 섭취량이 적은 것이 사실이다. 채식주의 운동선수라면 하루에 체중 1킬로그램 당 약 1.3~1.8그램의 식물 단백질을 꼭 섭취하도록 해야 한다.

공인영양사이자 미국영양및식이요법학회의 식이요법 실천 그룹 Dietetic Practice Group의 일원인 에네트 라슨 마이어Enette Larson-Meyer 박사에 따르면 채식주의자 운동선수라도 콩이나 견과류, 곡물과 씨앗과같은 식품을 충분히 섭취한다면 필요 단백질을 충분히 공급받을 수있다고 한다. 예를 들어 176파운드(80킬로그램)의 남성 운동선수가 하루에 3,600칼로리를 섭취한다고 할 때 평균적인 채식주의 식단에서는체중 1킬로그램 당 1.41그램의 단백질을 공급받을 수 있고 평균적인엄격한 채식주의 식단의 경우 1.2그램의 단백질을 공급받을 수 있다. (엄격한 채식주의 식단은 동물 단백질을 완전히 배제하는데 예를 들어 이들은 육류나 생선, 달걀은 물론 유제품도 먹지 않는다.) 또 하루에 2,200칼로리를 섭취하는 110파운드(50킬로그램)의 여성 채식주의 운동선수의경우 채식주의 식단에서 체중 1킬로그램 당 1.38그램의 단백질을 공급받을 수 있고 엄격한 채식주의 식단에서는 1.21그램의 단백질을 공급받을 수 있다. 그러므로 채식주의 운동선수들은 대부분 특별한 식단을 준비하지 않아도 지구력 훈련을 해낼 수 있다. 근력 훈련을 받는운동선수들(역도 선수나 레슬링 선수, 축구 선수나 멀리 던지기 선수 등)이나 강도 높은 훈련을 하면서도 에너지 섭취량이 낮은 선수들은 더 고

단백질의 식사를 할 필요가 있다. 라슨은 현재의 식단에 1~3인분의 고단백 식품을 살짝 추가해 주는 것만으로도 간단히 해결될 수 있다고 말한다(두유 셰이크나 렌틸콩이 들어간 스파게티 소스, 두부가 든 채소 볶음 혹은 병아리콩이 들어간 샐러드 등).

당신이 채식주의자라면 다음과 같이 종종 비타민 B12, 비타민 D, 리보플라빈, 철, 칼슘 그리고 아연이 결핍될 위험에 처할 수 있다는 것을 알아야 한다.

• **비타민 B12** 채식주의 식단도 대부분 필요한 비타민 B를 함유하고 있다. 하지만 채식 식단도 유형에 따라 비타민 B12가 빠져 있는 경우가 있다. 혈관과 신경계를 유지하는 비타민의 기능 때문에 비타민이 채식주의 운동선수의 기량에 미치는 영향에 대해 연구가 이루어졌다. 사실 아직도 어떤 선수나 코치들은 비타민 B12가 산소전달 능력을 좋게 한다고(이는 결국 지구력을 향상시킨다) 믿기 때문에 비타민 B12 주사를 맞기도 한다. 활성화된 형태의 비타민 B12인 코발라민 cobalamin은 동물성 식품에만 함유되어 있으므로 엄격한 채식주의 선수들은 정기적으로 B12 강화식품을 섭취해 주어야 한다. 여기에는 영양 효모나 강화 두유, 아침 시리얼이나 콩고기 등이 포함된다. 하지만 달걀이나 치즈 혹은 요구르트를 섭취하는 채식주의자는 비타민 B12를 충분히 섭취할 수 있다.

• **리보플라빈** 운동을 시작한 채식주의자 중에는 리보플라빈 요구량이 증가하는 경우가 있다는 것을 여러 연구가 보여주고 있다. 당신이 리보플라빈이 적은 상태라면, 특히 이점을 분명하게 알고 있어야 한다. 엄격한 채식주의자 중에서 리보플라빈 섭취량이 적은 경우가 많

이 보고되고 있으므로 적극적인 채식주의자라면 리보플라빈을 함유한 식물성 식품에 대해 알아두는 것이 좋다. 리보플라빈이 함유된 식물성 식품은 아보카도, 견과류, 해초류나 콩, 짙은 녹색 잎채소, 그리고 곡물 시리얼이다.

• **항산화**antioxidant **비타민** 비타민 C와 E는 운동 때문에 발생한 '산화 스트레스'에서 인체를 보호한다. 최근 몇몇 연구에서 밝혀진 사실은 항산화 보조제가 우리 몸에서 활성산소가 생겨나고 지방이 산화하는 것을 막아 줄 수는 있지만, 운동 능력을 향상시키는지는 아직 알 수 없다는 것이다. 항산화 비타민은 견과류, 씨앗, 채소, 그리고 식물성 기름 등에서 쉽게 섭취할 수 있기 때문에 육식을 주로 하는 선수들보다 채식주의 운동선수가 섭취하기가 더 쉽다.

• **비타민 D** 비타민 D는 뼈의 형성과 칼슘과 인의 흡수에 핵심적인 역할을 하는 영양소다. 비타민 D는 기름기 많은 생선이나 달걀, 그리고 유제품 등에 함유되어 있지만 식물성 식품에는 들어 있지 않다. 그래도 엄격한 채식주의자라면 식물성 인조버터나 특정한 종류의 두유, 혹은 비타민을 강화한 식품에서 부족한 비타민 D를 섭취할 수도 있을 것이다. 또한 햇볕을 쬐게 되면 피부에서 합성되기 때문에 이러한 방식으로 필요한 비타민 D를 넉넉하게 확보할 수도 있다. 운동선수는 비타민 D가 강화된 식품을 섭취하면 되지만, 엄격한 채식주의자들은 비타민 D 보조제가 필요할 수도 있다.

• **철분** 모든 운동선수들은 철분이 고갈되거나 결핍되어 빈혈을 일으킬 위험이 있다. 하지만 철분 결핍 현상은 소화관 출혈이나 심각한

발한, 그리고 용혈 현상(세포막이 녹으며 적혈구 세포가 파괴돼 헤모글로빈이 용출되는 현상) 때문에 특히 혹독한 훈련을 하는 여자 지구력 운동선수에게 보다 많이 나타난다. 용혈 현상은 빈혈의 한 유형으로 선천적으로 타고났거나 후천적인 것일 수 있는데, 후천적인 원인이 예를 들자면 독소에 노출되거나 적혈구를 공격하는 항체가 나타나는 경우가 그것이다. 하지만 철분 결핍의 가장 큰 원인은 철분 섭취 부족이거나 흡수 능력이 떨어지는 것이다. 몇몇 연구에서 여성 채식주의 선수는 같은 양의 철분을 섭취하고도 비채식주의 선수보다 체내 철분이 부족한 것으로 드러났다. 채식주의자는 비채식주의자보다 음식에서 철분을 섭취하기가 쉽지 않은데, 몸에 철분이 부족하면 빈혈증세가 나타나지 않더라도 지구력에 영향을 끼칠 수 있다.

미국영양및식이요법학회의 채식 식이요법 실천 그룹에 따르면 채식주의 선수들은 대부분 철분 보조제 없이도 적절한 양의 철분을 섭취할 수 있다고 한다. 하지만 채식주의자도 철분이 들어 있는 식물성 식품에 대한 정보와 더불어 철분 흡수를 강화하거나 방해하는 요인에 대해서 알아둘 필요가 있다. 예를 들어 점심 식사 때 콩 요리와 함께 우유나 차를 마시는 선수라면 우유나 차를 대신하여 철분 흡수를 도와주는 감귤류 차를 마시는 것이 더 좋다. 또 경우에 따라 철분을 보충하거나 유지하기 위해 채식주의 선수들은 일시적으로 철분 보조제를 섭취하는 것도 좋은 방법이다. 당신이 철분 보조제를 섭취한다면 부정적인 영향이 있을 수도 있으므로 체내 철분 수치를 계속 관찰하는 것이 좋다.

• **칼슘** 낮은 칼슘 섭취량은 특히 폐경기 이후의 여성 선수들에게 발생하는데 피로 골절 혹은 낮은 골밀도와 연관이 있는 것으로 밝혀

졌다. 서구식 식단에서 칼슘의 주된 공급원은 우유와 유제품이다. 하지만 엄격한 채식주의자라도 식물성 식품만으로도 칼슘을 충분히 섭취할 수 있다. 말린 과일, 견과류, 씨앗, 두부나 녹색 잎채소, 미나리 등이 이에 속한다. 또한 칼슘을 강화한 흰 빵이나 두유도 있다. 그리고 경수Hard water도 상당한 양의 칼슘을 함유하고 있다. 활동적인 채식주의 남성 선수나 갱년기 이전의 여성 선수에게 필요한 칼슘의 일일권장량은 800그램이다. 하지만 체내 칼슘 균형에 음식을 통한 칼슘 섭취가 미치는 영향은 11퍼센트에 지나지 않는다. 반면에 소변을 통한 칼슘 배출이 미치는 영향이 약 51퍼센트나 되며 그 정도는 단백질이나 나트륨, 그리고 황산 섭취에 따라 영향을 받는다. 엄격한 채식주의자나 유제품을 거의 섭취하지 않는 채식주의자들은 신장에서 칼슘 배출을 증가시키는 동물성 단백질이나 총단백질 섭취량 그리고 나트륨 섭취량이 적으므로 칼슘을 적게 섭취해도 된다. 하지만 지금까지는 이들도 다른 일반적인 선수들에게 필요한 칼슘 일일권장량을 섭취해야 한다는 것이 보편적인 입장이다.

• **아연** 채식주의 선수들 사이에서 아연의 필요성은 거의 알려지지 않았지만, 식물성 식품의 아연 흡수율은 동물성 식품에 비해 다소 낮은 편이므로 몇몇 영양사들은 채식주의자들이 아연을 충분히 섭취하지 못한다고 생각한다. 아연은 아연 강화 시리얼, 딱딱한 치즈, 콩류, 견과류, 된장, 두부, 맥아, 통곡물에서 섭취할 수 있다.

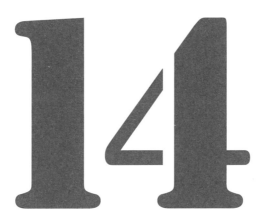

14

늑대의 입 속에
―정신의 힘을 창조하라

"인 보카 알 루포……. 인 보카 알 루포……. 크레페 루포!In bocca al lupo… in bocca al lupo… crepe lupo!(이탈리아 어로 행운을 빈다는 뜻)" 이 이탈리아 어구는 평소보다 먼 거리를 뛰거나 빠르게 속도를 내서 달릴 때 종착점이 가까워져 오면 내가 계속 전진할 수 있도록 반복해서 외는 주문이다.

특히 온통 우리를 가로막는 장애물로 가득 찬 현실에서 굴하지 않고 앞으로 나아가기 위해서 주문이 필요하다. 정신적인 힘은 아주 중요하다. 매일 소파에서 몸을 일으켜 밖으로 나서거나 다음 가로등까지는 쉬지 않고 달리기로 하거나 너무나 길고 힘겨운 달리기의 끝에서 마지막 한 방울의 힘을 짜내기 위해서 '수건을 비틀어대는 것'은 결국 마음먹기에 달려 있기 때문이다.

내가 마라톤에서 20마일(약 32킬로미터) 지점을 달리고 있을 때였다. 아직도 6.2마일(약 9.97킬로미터)을 더 가야 하는데 18마일(약 29킬로미터)이 지났을 때부터 이미 지치기 시작했다. 다리는 아직 내 편이었지만 몸의 중심근육과 엉덩이는 이미 비명을 지르기 시작한 지 오래였다. 달리기를 하는 일반적인 사람들과 마찬가지로 나도 달리기에 충분한 시간을 투자하지 못한 탓이다. 거리에는 수많은 팬이 운집하여 손을 흔들며 "거의 다 왔어요!"라고 응원을 하지만 6.2마일은 거의 다 왔다고 보기엔 아직도 너무 멀었다. '인 보카 알 루포'는 '늑대의 입속에'라는 뜻이다. 20마일을 달리면서 나 또한 정신적 육체적으로 힘든 도전 앞에서 말 그대로 늑대의 입 속에 들어가 있는 듯한 느낌이었다. 주위에서 군중들이 환호하는 소리가 귓가에 들려왔지만 나는 나에게만 집중해 나 자신의 목소리를 들었다. '내겐 이 순간보다 경기 전체가 더 중요해. 6개월 동안 매일 경기를 준비해 왔잖아. 그런데도 이 순간을 견딜 수 없다니!' 그래서 나는 반복했다. "인 보카 알 루포……. 인 보카 알 루포." 그러자 승리에 찬 대답이 돌아왔다 "크레페 루포 crepe lupo!" 늑대를 죽여라! 라는 뜻이다. 이 순간에 굴복하지는 않겠어! 나는 달리기를 계속했다.

믿거나 말거나 나는 이 이탈리아 속담을 오페라 가수인 친구들에게서 배웠다. 이는 '성공을 빌어(break a leg! 자기가 원하는 것과 정반대의 말을 하면 소원이 이루어진다는 미신에서 출발한 서양식 표현. 원래는 다리나 부러져라! 라는 뜻—옮긴이)'를 그들 나름대로 각색한 표현이었다. 마이크도 없이 달랑 목소리 하나로 전쟁터 같은 무대로 나서서 80개의 악기로 구성된 오케스트라와 30명의 합창단, 다른 여러 성악가들과 2,000여 명의 청중들 앞에서 온 공연장이 울리도록 힘차게 노래해야 한다는 것을 상상해 보라. 무대의 한쪽 끝에서 오페라 가수는 자신이 공연할 무대를 바라본다. 만약 자신이 실패한다면 공연 전체가 실패하는 것이며 이는 무대를 넘어 언론을 통해 전 세계에 알려질 것이다. 이제 늑대의 입으로 들어갈 차례다. "인 보카 알 루포." 한 성악가가 다른 성악가를 향해 속삭인다. "크레페 루포!" 절대 실패하지 않겠다는 결의에 찬 대답이 돌아온다.

하나의 주문 혹은 단어, 문장, 이름 아니면 '절대 이 순간에 물러서지 않겠어!'라는 뜻을 담은 노래를 선택하라. 정신 훈련에 있어 아주 중요한 부분을 차지한다.

정신 훈련이란 무엇인가?

스포츠 심리학 혹은 경기력 향상법이라고 알려진 정신 훈련은 운동선수들이 지속해서 최고의 기량을 발휘할 수 있도록 준비한다는 점에서 신체 훈련과 목표가 비슷하다. 하지만 신체 훈련이 기술을 적절하게 사용하는 방법을 가르친다면 정신 훈련은 경기력에 방해되는 정신적 장애물을 제거하는 방법을 가르친다. 또한 경기나 현실에서 최대 기량을 발휘하기 위해서 자신에게 가장 이상적인 마음가짐이 무엇인지를 깨닫고 정립하기를 가르치는 개별적인 프로그램이기도 하다. 정신 훈련으로 선수들은 자기 생각과 감정을 알아차리고 그것을 통제하는 능력을 갖추게 되며 이로써 경기력을 향상시킬 수 있다. 팀도 정신 훈련을 통해 성과를 낼 수 있는데, 선수 개인뿐 아니라 팀 전체에게 경기력을 더욱 높은 차원으로 끌어올릴 수 있는 힘을 부여하기 때문이다.

정신 훈련에 대한 오해 없애기

많은 선수와 코치는 자신들이 하는 운동에서 정신력이 차지하는 비중이 60퍼센트는 된다고 주장하지만, 대부분 정신력 보강을 위해 보내는 시간은 얼마 되지 않는다. 코치들은 그 이유 중 하나가 정신 훈련은커녕 신체 훈련을 하기에도 시간이 언제나 부족한 탓이라고 말한다. 물론 선수들이나 코치들의 운동계획표는 늘 빡빡하지만 정신 훈련의 경우 초기 단계가 어느 정도 지나면 그다지 많은 시간이 필요하지 않다. 사실 정신 훈련은 매일 하는 훈련 및 경기와 일체가 될 때 가장 큰 효과를 발휘하며 몸과 마음을 향상하는 결과를 가져온다.

선수들과 코치들이 정신 훈련을 등한시하는 또 다른 이유로 꼽는 것이 정신 훈련은 엘리트 운동선수에게나 해당한다는 편견 때문이다. 물론 세계적으로 유명한 많은 선수들이 실제로 정신 훈련을 받고 있지만, 연령대와 수준에 상관없이 모든 선수는 자신의 마음을 통제하는 능력을 통해 경기와 운동 능력을 향상할 수 있다. 자신감을 쌓고 집중력을 높이며 불안감을 조절하는 등 모든 선수가 자신의 나이와 능력에 맞는 정신력의 기술로 운동과 삶 양쪽에 활기를 불어넣을 수 있다.

정신 훈련에 대한 또 다른 흔한 오해는 오로지 문제가 있는 선수들만 정신 훈련을 받는다는 것이다. 하지만 그와 반대로 정신 훈련은 슬럼프가 왔을 때 빠르게 해결하는 방법이라기보다는 오히려 슬럼프를 예방하는 차원에서 활용하는 것이 훨씬 효과적이다.

경기력을 어떻게 향상할 것인가?

당신만의 정신적인 힘을 갈고 닦고 싶다면 다음과 같은 정신 훈련의 기술을 연마하라.

정상에서 지속성을 유지하기

• 어제보다 나은 오늘을 만들기 위해 무엇을 할 수 있는지 자신에게 물어보라. 그리고 실천하라.

• 편안하다고 안주하지 마라. 조금 더 기량을 높이기 위해 도전하라.

- "오늘은 이만큼으로 충분해"라는 생각에 안주하지 마라. 당신이 기대한 이상을 넘어서서 전진하라.

당신의 원동력이 무엇인지 파악하고 그 동기들을 잊지 마라

- 탁월한 신체적 기량이란 무엇이라고 생각하는가?
- 무엇을 성취하고자 하는가?
- 좀 더 나아가게 하는 힘은 무엇인가?
- 당신이 하는 운동 중 가장 좋아하는 것은?
- 당신은 자신을 어떻게 생각하는가?

성공을 위한 목표 세우기

- "최선을 다하라"에만 집착하지 마라. 특정한 목표를 설정해서 그것을 성취할 수 있을지 진단해 보라.
- 목표는 도전적이되 현실적으로 가능하게 설정하며 언제 그 목표를 이룰지 정하라.
- 작은 것에 집중하고 너무 앞서지 말며 한 번에 하나씩 목표를 이룬다.
- 목표의 과정(당신이 기량을 잘 발휘해야 하는 근본적 이유)에 중점을 두고 결과에만 집착하지 말라.
- 삶의 모든 부분에 목표를 설정하라.
- 목표를 긍정적으로 유지하라.
- 지원 체제를 가동해서 사람들에게 목표를 얘기하고 노력에 힘을 보태 달라고 부탁하라.
- 목표를 적어 두라. 아주 중요하다!

목표의 유형 파악하기

- 운동을 하다 보면 결과에 집착하지 않고 매일 가장 필요한 원칙에 집중하는 것이 가장 커다란 향상을 이루는 방법이라는 것을 알게 될 것이다. 그러므로 목표를 설정하는 것이 기량을 최정상에 오르게 하는 데 무엇보다도 중요하다. 다음은 당신이 알아둘 필요가 있는 세 가지 목표 유형이다.

01 _ 결과에 집중하는 결과형 목표(이기는 것, 최고가 되는 것). 이런 유형의 목표는 동기부여에는 좋지만 보통 자기 마음대로 되지는 않는다.

02 _ 당신 자신의 과거의 기량과 비교하는 상대적인 기량 향상형 목표 (예: 시간 단축)

03 _ 과정형 목표는 운동하는 중에 필요한 절차(운동 계획, 도전, 집중)와 관련이 있다. 당신은 목표를 이루는 과정을 확실하게 통제하고 자기발전을 위해 주의를 집중할 필요가 있다. 그러므로 장애물에 부딪치더라도 스스로 동기를 부여하라.

목표를 이용하여 자신에게 동기부여 하기

- 하나에 집중하고 목표로 나가는 과정 중에 자신에게 보상해 주라.
- 목표를 함께할 수 있는 친구를 사귀라.
- 매일 되뇌일 수 있는 주문을 설정하라(예를 들어 좌우명을 이용하라).
- 목표에 중심을 둔 운동 방식을 설정하라(전체적인 목표에 가까워질 수 있는 운동 계획).
- 자신이 열망하던 목표를 달성한 모습을 상상해 보라.
- 주 단위로 주제를 설정하라.

미다스의 손 Midas Touch을 개발할 것

- 자신의 능력을 과소평가하지 마라. 오늘을 당신의 날로 만들라.
- 스스로 물어보라: "오늘은 무엇을 향상할 수 있을까?"
- 모든 상황에서 당신이 이루고자 하는 것에 대해 집중하라.
- 당신이 노력하고 있는 방향을 파악하라.

단순히 경기력 향상만이 목표가 아니다

정신 훈련이 개인이나 팀의 경기력을 향상하는 데 보통 많이 사용되긴 하지만 여러 가지 다른 측면도 같이 다루어진다. 첫째, 부상을 당한 선수는 정신 훈련을 통해 스트레스를 극복하고 재활 과정을 잘 관리하여 다시 경기장으로 돌아갈 수 있도록 준비할 수 있다. 둘째, 정신 훈련 상담사는 어린 운동선수의 스포츠 경험을 향상하는 방법을 부모나 코치에게 가르쳐줌으로써 도움을 준다. 또한 코치나 부모의 역할이 선수의 삶에 미치는 영향을 알려줌으로써 선수들이 긍정적인 자세로 운동할 수 있도록 도와줄 뿐 아니라 선수와 코치, 그리고 부모 간에 원활한 상호소통이 이루어질 수 있도록 한다. 마지막으로 정신 훈련은 선수들이 운동 외에도 삶의 여러 가지 재능을 개발하고 인생의 중요한 결정을 내리며 삶에 잘 뿌리 내릴 수 있도록 도와준다.

책이 거의 끝나가는 이 시점에서 여러분이 할 일은 운동을 통해 최고의 방법으로 노화되어가는 자신을 조절하고, 늑대의 입 속을 들여다보며 두려움 없이 미래를 준비하는 것이다. 크레페 루포!

15

발에 맞는 신발

이쯤 되면 책의 내용에 잔뜩 고무된 나머지 여러분도 바깥으로 나가고 싶어서 몸이 근질거릴 것이다. 만약 그렇다면 흥분이 가라앉기전에 밖으로 나가라고 말하고 싶다. 또한 이 책을 읽으면서 유연성 운동이나 걷기 운동, 저항 운동, 그리고 균형 운동을 꾸준히 해왔기를 바란다. 여기서 준비 과정의 하나로서 신경 써야 할 부분은 운동 장비다.(난 여러분이 운동을 하지 않으려고 "전 입을 게 없어요" 같은 핑계를대지 않았으면 한다.) 발에 물집이 잡히는 신발을 신는다든지, 땀을 배출하지 못하는 운동복을 입는 등 운동 용구를 제대로 갖추지 않으면, 아무리 좋은 운동을 할지라도 그에 상당하는 효과를 보기가 어렵다. 완벽한 경기력은 완벽한 준비에서 나온다.

경험 많은 마스터스 운동선수가 보낸 편지

올해 75세이신 아버지 진 라이트와 함께 나는 여러 번 경주에 참여했다. 경주 전에 꼼꼼하게 달리기 장비를 챙기는 아버지를 볼 때마다 항상 경이감이 들었다. 그래서 나는 이 책을 쓰면서 신발을 어떻게 골라야 하는지, 마흔 이후의 피트니스를 어떻게 준비해야 하는지 그리고 도로경주를 어떻게 준비해야 하는지 아버지에게 조언을 구하기로 결정했다. 다음은 아버지가 여러분에게 보내온 답변이다.

안녕하세요. 독자 여러분.

멋진 인생을 선택한 것을 환영합니다! 이제 당신의 삶과 노화의 질을 높이고자 하는 결심을 했으니 당신이 마련해야 할 준비물에 대해 몇 가지 제안과 조언을 드리겠습니다.

운동을 시작하려는 데 있어서 필요한 장비는 정말 얼마 되지 않습니다. 필요한 것은 비싸지 않고 쉽게 구할 수 있지요. 어쩌면 이미 당신의 옷장 안에 다 갖추어져 있을지도 모릅니다. 장비에 대한 가장 확실하고 간편한 규칙은 바로 편안해야 한다는 것입니다. 착용했을 때 불편한 부분이 하나라도 있다면 운동을 할 때는 정말로 더 골치가 아파지기 때문이죠.

그렇다면 운동할 때 무엇이 필요할까요? 가장 필수적이고 중요한 운동 장비라고 할 수 있는 것은 바로 신발입니다. 어떤 브랜드의 어떤 종류의 신발을 살 것인지 결정할 때는 시간과 공을 들일 필요가 있어요. 신발을 살 때는 신발에 대한 지식이 해박하고 익숙한 판매사원에게 물어보는 것이 좋습니다.

신발은 하려는 운동에 맞는 신발이어야 합니다. 신발의 종류에는 워킹화와 러닝화, 테니스화 등이 있고, 집 주위를 돌아다니기 편한 스니커즈도 있지요. 필요한 것을 알아야 해요. 걷기 운동을 하고 있다면 편한 러닝화를 신을 수 있지만 달리기를 할 때 워킹화를 신을 수는 없습니다.(워킹화는 보통 달리기를 하기에는 너무 뻣뻣할 수 있기 때문이죠.) 만약 러닝화를 사려고 마트에 간다면 러닝화 전문 매장에 가서 실제로 달리기를 하는 직원과 얘기를 해보는 게 좋아요. 그 직원은 신발이 당신의 발에 맞는지 확인해보고 또 어떤 종류의 달리기를 하는지도 물어볼 거예요. 러닝화를 판매하는 매장을 찾을 수 없다면 www.
runnersworld.com에 접속해서 '신발과 복장shoes and gear' 부분을 클
릭해보세요.(웹사이트에 접속했다면 '장비Tools'라는 부분이 보일 것입니다.
거기에 '매장 탐색기store finder' 아이콘이 있는데 그 메뉴에 들어가면 해당 주
에 등록된 매장을 살펴볼 수 있습니다.)

매장에서 신발을 사려고 한다면 다음의 사항을 기억해야 해요. 우
선 신발이 발을 감싸주어야 합니다.(푹신하고 안정감이 있는지 확인해보
세요.) 선수용 신발은 보통 걸어 다닐 때 신는 신발보다 한두 치수 큰
것이 좋지요. 발가락 부분과 발의 중간 부분에 공간이 더 필요하기
때문입니다. 전문 러닝화는 대체로 그렇게 만들어져 있어요. 신발에
공간이 더 필요한 것은 달리기를 하다보면 발이 커져서 공간이 더 필
요해지기 때문이죠. 또 공기 순환이 잘 되는 신발이 좋아요. 여기서
너무 비싼 신발이나 너무 싼 신발은 피하는 것이 좋습니다. 가장 좋
은 신발은 중간 정도의 가격대라고 볼 수 있지요. 대체로 80달러(약 8
만7000원)에서 100달러(약 11만 원) 정도면 좋은 신발을 구매할 수 있
어요.

매장에서 신발을 고를 때는 천천히 시간을 들이는 것이 좋습니다. 신
발이 당신의 운동을 도울 수도 망칠 수도 있기 때문이죠. 이미 걷기
나 달리기에 사용하고 있는 신발이 있다면 들고 와서 직원에게 보여
주세요. 신발을 보고 당신의 운동 방식을 짐작할 수 있을 거예요. 또
신발에 삽입물을 사용하고 있다면 그것 역시 직원에게 보여주세요.
당신에게 가장 잘 맞는 신발을 선택하는 데 필요한 모든 정보를 제공
해주는 것이 좋습니다. 또한 운동할 때 신는 양말도 같이 가지고 가
서 보여주시기 바랍니다. 완벽하게 발에 맞는 신발을 구하기 위한 중
요한 사항입니다.

곧 당신을 위한 몇 켤레의 신발이 매장 바닥에 놓이고 그중 두세 켤레가 당신의 마음에 들 수도 있어요. 일단 첫 번째 신발을 신어보세요. 어떤가요? 한번 걸어보세요. 만약 매장에 러닝머신이 있다면 신발을 신고 몇 분 동안 걸어보세요. 거칠거나 불편하거나 딱딱한 감촉이 조금이라도 느껴지면 신발을 벗고 다른 신발을 신어보세요. 신발이 너무 꽉 조이면 나중에 엄지발가락에 압박이 가해지고 피부가 계속 마찰되며 발바닥을 감싸고 있는 신경을 누르기 때문에 발가락에 마비가 올 수도 있어요. 발을 감싸는 듯한 느낌과 만족감을 동시에 주는 신발을 찾을 때까지 계속 여러 켤레의 신발을 신어보세요.

간단히 말해서 신발을 살 때는 매우 까다로워야 한다는 것입니다. 당신이 하려고 하는 모든 운동의 기반이기 때문이죠. 발이 편안하지 않으면 몸의 모든 부분이 영향을 받게 됩니다. 잘못된 신발은 불편함과 부상을 초래하거든요. 마음에 드는 신발을 찾았다면 계속 그 신발을 신고 운동하세요.

내가 여러분에게 가장 하고 싶은 말은 꼼꼼하게 시간을 들여 신발을 선택하고 신발 가격에 너무 인색하지 말라는 것입니다.

자, 그럼 모두 길에서 봅시다.

진 라이트

기본을 탄탄히 하라

믿기 힘들겠지만 운동을 시작할 때 신발(여성인 경우는 스포츠 브라도)은 매우 중요한 역할을 한다. 자리에서 일어나 운동을 시작하면서 먼저 서랍에 처박아두었던 면 티셔츠를 꺼내 입을 수도 있다. 하지만 운동을 시작할 때 '완벽한 용구 착용' 부분을 간과함으로써 운동 효과를 감소시켜선 안 된다. 내가 충고하고자 하는 점은 제대로 된 신발을 신고 운동을 시작하라는 것이다.

신발

운동을 시작하면서 1980년대 이후 벽장 속에 처박혀 있던 낡고 쪼글쪼글해진 운동화를 꺼내 신고 싶은 마음이 들 수도 있다. 하지만 이는 최선의 방법이 아니다. 새로운 운동용구 구입 시 간과하지 말아야 할 부분 중에 하나는 발에 꼭 맞는 신발을 고르라는 것이다. 신발은 운동의 성패를 좌우할 수 있기 때문에 발에 맞는 신발을 신는 것이 중요하다. 발에 맞는 신발을 구입하는 가장 좋은 방법은 백화점이 아닌 신발 전문판매장에서 신발을 구입하는 것이다.

발에 맞는 신발을 신도록 하라.

우리의 발은 나이가 들어가면서, 그리고 여성의 경우 아이를 가지면서 많이 변한다. 남성의 경우나 여성의 경우 모두 발이 길어지고 넓어진다. 유명 스포츠 용품점에 가서 선 상태에서 당신의 발 크기를 재보라. 그러면 발이 커진 것을 알고는 놀랄 것이다.

많은 운동화는 폭 증가분이 길이 증가분의 2배가 된다. 나이가 들면서 생기는 통증(중족골 통증)과 무지외반증과 같은 문제점은 대부분 발 앞부분에 생긴다. 이런 점을 감안하면 신발 선택에서 핵심적인 요소는 발 앞부분의 너비와 높이다. 매장 직원이 당신의 발 크기를 재고 나서 거기에 맞는 신발을 갖고 올지라도, 신발이 정확히 맞지 않아 직접 신발을 신어보고 나서 선택해야 하는 경우가 있다. 이는 제조사에 따라 신발 크기가 다르기 때문이다. 이럴 경우에는 큰 수치부터 신어보는 것이 방법이다.

당신이 하는 운동에 맞는 신발을 선택하라. 예를 들면 러닝화는 측면 지지 부분이 없는데, 이는 달리기가 전면(측면이 아닌) 운동이기 때문이다. 가장 적당한 러닝슈즈를 찾으려면, 새 신발을 신고 발가락을 움직여 가장 긴 발가락과 신발 끝 사이의 간격이 얼마나 되는지를 측정하라. 이때 엄지발가락 넓이만큼의 공간이 남아 있어야 한다.

여러 종목의 운동을 하거나 테니스, 배구와 같이 측면 움직임이 많은 운동을 할 때는, 발의 측면을 지지해주는 운동화를 선택해야 한다. 이때의 운동화는 러닝화보다 발에 더 맞아야 하지만 발의 움직임을 방해하거나 발이 미끄러지게끔 해서는 안 된다. 걷기 운동을 할 때 신는 다용도 운동화는 뒤꿈치 부분이 탄탄해야 하며 발 중간 부분을 잘 지탱해줘야 한다.(신발이 쉽게 구부러져선 안 된다.) 또한 신발의 무게는 가벼워야 한다.

운동선수들의 신발은 발 형태에 따라 다양하게 만들어진다. 보통 발의 형태는 정상 발, 평평한 발(평발) 그리고 요족high-arched foot(발바닥이 움푹 팬 발) 등 3가지로 나뉜다. 각 형태는 서로 다른 특징을 갖고 있다. 당신의 발이 어떤 형태에 속하는지를 알려면, '물 자국 시험'을 해보라. 발바닥에 물을 묻혀 색종이나 판지에 찍어 보라. 발자국이 정상으로 나타나면 당신의 발은 정상이며, 발자국이 거의 직사각형으로 나타나면 당신의 발은 평발이다. 그리고 볼과 발가락, 발뒤꿈치만 나타나면 요족이다.

정상 발인 경우는 발에 굳은살이 박이는 경우가 드물고 어떤 신발을 신더라도 적절한 힘을 받을 수 있다. 반면 평발인 경우는 발이 지나치게 좌우로 흔들리게 된다. 이렇게 되면 못이 박이고 무지외반증, 족지간 신경(발가락 사이의 신경군)종, 족저근막염 그리고 발 앞부분 뼈의 피로골절이 발생할 가능성이 커진다. 평발은 동작을 조절해주는 기능이 최대화되고 중창이 단단한 신발을 신어야 한다. 즉 신발 뒤축 부분에는 강한 플라스틱을 대고 중간 부분에는 단단한 플라스틱을 삽입하고 전체적으로 발의 균형을 잡아주는 데 용이하게 만들어진 운동화를 신어야 한다. 쿠션이 좋은 신발은 평발에게 필요치 않다. 평발인 운동선수는 '동작 조절' 기능을 갖춘 운동화를 찾아야 한다. 즉 평발에 어울리는 신발은 뻣뻣하고 발을 안정적으로 지지해줄 수 있는 신발이어야 한다.

반면 요족은 충격 흡수에 취약하다. 그래서 발목염좌, 엄지발가락 아래 통증(종자골염), 굳은살, 추상족지증(두 번째 발가락부터 다섯 번째 발가락까지가 구부러져 신발 윗부분에 마찰이 생기는 증세) 등이 발생할 가능성이 크다. 요족에는 여러 가지 동작을 지지해줄 수 있고 쿠션이 있는 신발이 필요하다. 요족인 사람은 '충격 흡수' '겔' '에어' '하이드로 플로우hydroflow' 등의 상표가 붙은 신발을 신어야 한다.

자신에게 맞는 형태나 크기의 신발을 골랐으면, 신발을 신고 매장 주위를 가볍게 뛰거나 거의 모든 매장에 비치돼 있는 러닝머신에서 달리면서 신발을 테스트해보라. 서 있을 때나 움직일 때나 똑같이 안정감을 느끼는지 확인하라. 신발 안에서 발이 조이거나 미끄러지면 운동할 때 금방 통증을 느끼게 된다. 마지막으로 한 발로 서서 균형을 잡아보라. 이때 발이 신발 바닥의 중앙에 위치해야지 양 옆으로 쏠리면 안 된다.

신발을 사고나서는 잘 관리해야 한다. 하지만 신발에 너무 많은 신경을 쓰지는 마라.

운동 후에는 신발을 벗어라. 운동화는 동네를 돌면서 일할 때 신는 신발이 아니다. 이렇게 하면 신발이 금세 낡아 운동할 때 통증을 느끼는 원인이 된다. 동네를 달릴 때는 운동화가 아닌 멋진 모양의 편안한 신발을 신어라.

또한 우리가 흔히 범하는 잘못은 운동화를 너무 오래 신는다는 것이다. 달리기나 걷기를 하는 사람이 아니라면, 500~800킬로미터를 사용하고 나서 운동화를 교체하라. 그렇지 않은 경우라면, 1년에 한 번 바꾸어주는 것이 좋다.

좋아하는 러닝슈즈가 낡으면 나는 그것을 운동화로 사용하지 않고, 개를 산책시키거나 정원 일을 하거나 아니면 잡일을 할 때 사용한다. 이런 식으로 내 운동화를 계속 아끼지만, 지나치게 아끼는 것은 아니다.

위를 받쳐주기

여성들을 위해 핵심적인 정보를 한 가지 더 알려주려 한다. 그것은 바로 아주 꼭 맞는 스포츠 브라다. 오늘날 스포츠 브라는 매일 착용하는 브라와 마찬가지로 수많은 종류가 시중에 나와 있으므로 일단 착용해 보고 여러 요소를 고려해야 한다. 스포츠 브라는 일단 가슴이 짓눌리지 않도록 만들어져야 한다. 또한 몸매를 받쳐주는 역할을 해야 한다. 매장 안에서 브라를 착용하고 뛰어오르기와 달리기 동작을 해보고 팔을 올렸다 내렸다 해보기 바란다. 어떤 느낌이 드는가? 가슴이 브라 안에 안정된 상태로 있는가? 편안한 상태인가? 혹은 살 속으로 파고들거나 조이는 느낌이 드는가? 마지막으로 어떤 재질로 만들어졌는지도 중요하다. 면은 일반적으로 젖으면 차가워지므로 합성 재질이 오히려 나을 수 있다. 첨단 소재로 만든 브라는 땀을 흡수하여 증발시키는 능력이 뛰어나다.

작은 보충이 중요한 영향을 미친다

까진 피부가 땀에 젖으면 굉장히 쓰라리다. 그래서 바디 윤활제를 잊지 말아야 한다. 실리콘 재질의 연고는 겨드랑이나 허벅지처럼 살이 서로 닿는 부위가 쓸리지 않도록 피부를 잘 보호해준다.

새로운 운동 계획을 세우고 나면, 헐렁하지 않고 얇고 편안한 운동복을 골라야 한다. 너무 헐렁하거나 너무 짧거나 너무 꽉 끼는 옷을 입고 운동하면 많은 불편함이 발생한다. 그리고 옷을 너무 껴입지 마라. 추울 때는 운동을 계속하라. 다시 한 번 얘기하지만 운동복을 구입할 때는 피부에 닿아 쓸리는 부분이 있는지를 확인하라. 운동을 시작한 지 몇 주가 지나면, 수분 전달 직물로 만든 운동복, 심장박동수와 거리 측정기, 컴프레션웨어compression wear(몸에 딱 달라붙어 운동 시 뛰어난 효과를 볼 수 있도록 하는 최첨단 기능성 스포츠웨어—옮긴이) 등과 같은 장비와 복장을 추가로 이용할 수도 있다. 10장에서 설명한 6주 운동프로그램을 마친 다음에 사용하는 최첨단 기기를 이용해도 무방하다. 새로운 분야로 눈을 돌려 운동 효과를 증가시키고 당신의 인생을 바꾸도록 하라.

운동을 활성화하기

운동하려고 굳이 헬스클럽에 갈 필요는 없다. 어떤 공간이든 당신의 노력만 있으면 가능하다. 하지만 가끔 정해진 장소에서 다양한 운동을 할 수 있다면 더 도움이 될 수 있다. 이런 이유로 나는 환자들에게 헬스클럽에 갈 것을 권한다. 회원권을 살 형편이 되지 못하는 사람들도 물론 있을 수 있다. 이럴 때 나는 케이블 TV 수신료를 낼 돈으로 차라리 헬스클럽 회원권을 구매하는 것이 더 현명한 방법이라고 말한다. 게다가 요즘에는 특별 상품을 제공하는 헬스클럽이 많으므로 적합한 헬스클럽을 찾아 충분히 돌아다닐 필요가 있다.

헬스클럽 선택하기

다음은 가장 경제적인 방식으로 최적의 장소를 선택하기 위한 조언이다.

- **위치, 위치, 위치** 타지마할Taj Mahal처럼 으리으리한 헬스클럽을 마음속에 그리고 있어도 아무 소용이 없다. 쉽게 갈 수가 없다면 꾸준히 가게 되지 않기 때문이다. 지금은 헬스클럽의 근사한 음악과 호루라기 소리를 꿈꾸고 있겠지만, 나중에는 이런 것들이 환상에 지나지 않았다는 것을 알게 될 것이다. 집이나 직장에서 10분 이상 떨어져 있고 주차가 용이하지 않은 곳이라면 피하는 것이 좋다.
- **활동, 도구, 기구** 운동을 어떻게 하고 싶은지 생각해보라. 특정한 수업에 참여하고 싶은가? 아니면 스피닝을 하거나 달리기 혹은 수중 달리기를 하고 싶은가? 필라테스나 요가 혹은 에어로빅은 어떤가? 헬스클럽은 당신이 하고 싶은 활동을 매우 다양하게 제공해야 한다. 또한 운동용 공이나 의자, 고무튜브와 같은 다양한 도구와 함께 스트레칭을 할 수 있는 바닥 공간이 확보되어야 한다. 더불어 운동기구와 프리 웨이트 기구를 동시에 비치하고 있어야 한다. 헬스클럽에 심장 기능 강화 운동기구나 웨이트트레이닝 기구 등이 충분히 비치되어 있어서 줄을 서서 기다릴 필요가 없는가? 기구가 크기와 수준에 따라 다양하게 갖춰져 있는가?

- **환경과 상태** 유산소 운동을 하는 바닥은 나무 바닥이거나 완충재가 잘 부착되어 있는가?(둘 다 콘크리트 바닥보다는 관절에 좋다.) 운동기구들은 어떤 상태인가? 깨끗한 상태인가? 혹시 더럽거나 끈적거리지 않는지 확인하기 위해서 손가락을 대고 기구를 한번 만져보라. 운동기구 근처에 소독약이 비치되어 있는지 확인해보라. 회원들이 기구를 사용하고 나서 소독약을 사용하여 수건으로 한번 닦아 달라고 요구하는 헬스클럽이라면 좋겠다. 아니면 회원들이 사용하고 난 후에 매번 기구 청소를 해주는 직원이 있는 것도 좋다. 다음은 바닥과 샤워 시설을 한번 살펴보라. 청결한 상태인가?
- **시험 이용권** 헬스클럽은 대부분 회원이 되기 전 이용해 볼 수 있도록 주간 이용권을 판매한다. 자신에게 맞는 시간대에 헬스클럽을 방문해보라. 또 같이 운동할 사람들이 있나 둘러보라. 분위기는 편안한가? 직원들은 질문에 대답을 잘 해주고 친절하게 도와주는가? 전문적인 운동 마니아들 사이에서 운동하는 것이 불편하고 부끄럽다면 가까운 곳의 YMCA나 지역 스포츠센터 혹은 대학 스포츠센터 등을 이용하는 것도 좋다. 남성들과 같이 운동하는 것이 불편한 여성이라면 여성 전용 헬스클럽이나 여성 전용 공간이 따로 있는 헬스클럽을 선택하라. 또 헬스클럽에서 피트니스 테스트와 오리엔테이션을 제공하는가?
- **시간** 헬스클럽은 대부분 자정에서부터 아침 7시까지는 문을 닫지만, 일찍 문을 열고 늦게까지 닫지 않는 헬스클럽이 있을 것이다. 이는 주말도 포함된다.
- **가격** 헬스클럽은 보통 입회비가 있고 월회비가 또 따로 있다. 이때 월회비에 모든 것이 다 포함되어 있는가, 아니면 최고 시간대

나 '좋은 기구'를 사용하기 위해서는 특별히 더 비용을 지불해야
하는가? 게스트를 초대하는 것이 가능한가, 가능하다면 몇 번이
나 되고 얼마를 내야 이용할 수 있는가?

- **직원** 물론 친절한 태도도 중요하지만, 직원들은 응급처치나 심폐
  소생술CPR을 훈련받은 이들이어야 한다. 또한 미국운동위원회
  American Council on Exercise, ACE나 미국대학스포츠의학회 혹은 미국
  스포츠의학아카데미National Academy of Sports Medicine, NASM에서
  인정한 자격증을 갖추고 있어야 한다.

개인 트레이너에 대해

가끔은 여러분 모두 도움의 손길이 필요할 때가 있다. 이때 개인 트레
이너는 당신이 피트니스 계획을 세우는 데 있어서 가장 적절한 선택
일 수 있다. 개인 트레이너는 당신의 운동 수준을 평가하고 프로그램
을 짜며 운동을 계속할 수 있도록 동기를 부여한다. 우리는 모두 가
끔 우리의 어깨 너머에 서서 다음 단계로 나아갈 수 있도록 밀어주는
누군가가 필요할 수 있다.

따라서 당신이 추구하는 것을 잘 이해하고 중장년층 선수들과 나
이 든 운동선수들의 고유한 특성을 잘 아는 트레이너를 선택할 필요
가 있다. 트레이너는 당신이 그저 20대의 형편없는 속편이 아니라 더
욱 특수한 조건에 처해 있다는 것을 이해할 수 있어야 한다. 그러므
로 나는 마스터스 운동선수나 성인 운동층을 위해 일한 경험이 있는
트레이너를 추천하고 싶다. 마흔 이후의 피트니스의 원칙에 동의하는
지 트레이너와 사전 인터뷰를 해보는 것이 좋다. 물론 세상에는 훌륭
한 치료사와 트레이너가 많긴 하지만 이들 중에도 특정한 나이대에
도달하면 이유 불문하고 활동을 늦추어야 한다고 믿는 사람들이 꽤

장히 많다. 그런 식의 편견은 당신과 운동하는 방법에도 영향을 미칠 수밖에 없다.

좋은 개인 트레이너를 찾아내는 방법은 마음에 드는 트레이너를 찾은 친구들이나 가족 혹은 당신이 일하고 있다면 물어보고 싶은 동료 등 누구에게나 물어보는 것이다. 아니면 당신이 다니는 헬스클럽의 개인 트레이너들이 어떤 식으로 일하는지 유심히 살펴보는 방법도 괜찮다. 맘에 드는 트레이너가 있다면 목표에 대해 말할 수 있는 기회를 만들어보라. 또한 개인 트레이너를 구할 때는 자격증을 갖춘 사람이어야 한다. 웹사이트 certification.acsm.org/pro-finder, www.nsca-lift.org 혹은 acefitness.org/acefit/locate-trainer 같은 곳에서는 자격증을 갖춘 개인 트레이너의 명단을 제공한다.

개인 트레이너를 고용하고 싶다면 단기간 시험 기간을 거치는 것이 좋다. 당신이 정한 목표를 성취했을 경우 고용 기간을 연장하는 것이다. 개인 트레이너와 함께하는 6개월짜리 프로그램을 선택한 후에 얼마 되지 않아 서로 사이가 틀어지거나 그가 당신의 목표를 이해하지 못한다는 것을 깨닫는다면 불운한 일이 될 것이다.

적극적 고령화를 위한 국제협의회International Council on Active Aging, ICAA는 당신이 당신을 도울 수 있는 자격을 갖춘 개인 트레이너를 선택할 수 있도록 훌륭한 정보를 제공한다. (웹사이트 www.icaa.cc/consumer/welcomeback/personaltrainerguide.pdf에서 찾을 수 있다.) 거기에서 당신은 개인 트레이너 후보를 인터뷰할 경우에 물어보아야 할 특정한 질의사항과 그에 대한 이상적인 답변도 찾을 수 있다.

다음은 개인 트레이너를 선택하는 데 있어서 일반적으로 고려해야 할 사항들이다.

- **교육** 트레이너 후보는 미국대학스포츠의학회나 미국운동위원회, 아니면 미국체력관리학회National Strength and Conditioning Association 에서 취득한 자격증을 갖추고 있어야 한다. 운동 과학 분야나 그에 연관된 학위 취득자라면 더욱 이상적이다.

- **경험** 물론 누구나 초보자의 과정을 거치게 마련이지만 당신의 목표를 이루기 위해 가능하면 관련 분야에서 다년간의 경험이 있는 트레이너를 선택하는 것이 좋다. 사이클 선수, 달리기 선수, 수영 선수 아니면 다른 종목의 선수와 관계없이 당신이 운동하는 분야에 대한 이해력이 있는 트레이너가 좋다. 또한 당신이 특정한 의학적 조건에 처해 있다면 그러한 상태를 겪고 있는 사람들과 일해본 경험이 있는 트레이너가 적합할 것이다. 트레이너가 당신과 같은 연령대 사람들의 기량을 최대화하기 위해 일해본 경험이 있는가? 또 마스터스 운동선수들에게 부상 예방이라는 전략이 얼마나 중요한지 알고 있는가?

- **성격과 전문성** 운동하다보면 개인 트레이너와 긴밀한 관계를 유지해야 할 경우가 많다. 따라서 트레이너가 당신과 성격적으로 잘 맞는지, 당신의 말과 목표에 귀를 기울이는지, 아니면 자기 고집대로 밀고나가는 타입인지 살펴야 한다. 그가 최신 기술을 다룰 줄 아는지, 그리고 당신에게서 기대하는 것이 무엇인지도 알아보라.

- **실행 계획** 트레이너가 당신이 운동하는 헬스클럽으로 오는가, 아니면 집이나 공원으로 와서 도움을 주는가? 몇 시간이나 가능한가? 보수를 얼마나 원하는가? 책임 보험에는 가입되어 있는가?

- **시험 기간** 본격적으로 프로그램에 들어가기 전 시험 기간을 가져보길 바란다. 트레이너와 같이 운동할 때 어떤 느낌인지 평가해보라. 당신의 말에 귀를 기울이는 타입인가? 운동 종류가 다양하고

당신이 책에서 읽은 것과 일치하는가? 운동함으로써 얻을 수 있는 새로운 삶의 형태와 생활방식에 대한 전망을 제시해주는가?

맺는 말

어떤 나이에 접어들면 활동력이 현저하게 줄어든다는 일반적인 생각에도 불구하고, 나는 이제 여러분이 나처럼 중년이라는 나이를 사랑했으면 한다. 내가 내 몸과 정신 그리고 행복을 조정할 수 있는 능력을 가졌다는 것(이를 통해 나는 내 몸 구석구석을 들여다 볼 수 있다)은 놀랍고도 희망적인 일이다. 그리고 나는 항상 이런 상태를 유지하고자 한다. 또한 나는 이런 상태를 유지하면 여러분도 삶에서 최고의 시기를 맞을 수 있다고 진심으로 믿고 있다. 나는 여러분이 나와 함께 마흔 이후의 피트니스를 위한 F.A.C.E 운동을 시작하기 바란다.

나는 여러분의 운동 진행 상황과 결국 해냈다는 소식을 들었으면 한다. 나와 연락을 하고 싶으면 웹사이트 www.drvondawright.com이나 Facebook.com/DrVonda 혹은 Twitter @DrVondaWright에 접속하기 바란다.

주

1_ Wright, Vonda J., and Brett C. Perricelli, "Age−Related Rates of Decline in Performance Among Elite Senior Athletes," *American Journal of Sports Medicine* 36(3): 443~450 (2008).

2_ Tanaka, Hirofumi, and Douglas R. Seals, "Dynamic Exercise Performance in Masters Athletes: Insight into the Effects of Primary Human Aging on Physiological Functional Capacity," *Journal of Applied Physiology* 95(5): 2152~2162 (2003).

3_ Lepers, Romuald, Beat Knechtle, and Paul Stapley, "Trends in Triathlon Performance: Effects of Sex and Age," *Sports Medicine* 43(9): 851~863 (2013).

4_ Meltzer, David E., "Body−Mass Dependence of Age−Related Deterioration in Human Muscular Function," *Journal of Applied Physiology* 80(4): 1149~1155 (1996).

5_ Lee, Duck−chul, Russell R. Pate, Carl J. Lavie, Xuemei Sui, Timothy S. Church, and Steven N. Blair, "Leisure−Time Running Reduces All Cause and Cardiovascular Mortality Risk," *Journal of the American College of Cardiology* 64(5): 472~481 (2014).

6_ Frontera, Walter R., Virginia A. Hughes, Karyn J. Lutz, and William J. Evans, "A Cross−Sectional Study of Muscle Strength and Mass in 45− to 78−Year−Old Men and Women," *Journal of Applied Physiology* 71: 644~650 (1991).

7_ Goodpaster, Bret H., Catherine L. Carlson, Marjolein Visser, David E. Kelley, et al., "The Attenuation of Skeletal Muscle and Strength in the Elderly: The Health ABC Study," *Journal of Applied Physiology* 90(6): 2157~2165 (2001).

8_ Wroblewski, Andrew P., Francesca Amati, Mark A. Smiley, Bret Goodpaster, and Vonda Wright, "Chronic Exercise Preserves Lean Muscle Mass in Masters Athletes," *Physician and Sports Medicine* 39(3): 172~178 (2011).

9_ Fiatarone, Maria A., Elizabeth C. Marks, Nancy D. Ryan, Carol N. Meredith, Lewis A. Lipsitz, and William J. Evans, "High-Intensity Strength Training in Nonagenarians: Effects on Skeletal Muscle," *JAMA* 263(22): 3029~3034 (1990).

10_ Slentz, Cris Allan, Lori B. Aiken, Joseph A. Houmard, et al., "Inactivity, Exercise, and Visceral Fat. STRRIDE: A Randomized, Controlled Study of Exercise Intensity and Amount," *Journal of Applied Physiology* 99(4): 1613~1618 (2005).

11_ Blumenthal, James A., Patrick J. Smith, and Benson M. Hoffman, "Opinion and Evidence: Is Exercise a Viable Treatment for Depression?" *ACSM(American College of Sports Medicine)'s Health and Fitness Journal* 16(4): 14~21 (2012)

12_ Zhao, Emily, Michael J. Tranovich, and Vonda J. Wright, "The Role of Mobility as a Protective Factor of Cognitive Functioning in Aging Adults: A review," *Sports Health* 6(1): 53~69 (2014)

13_ Erickson, Kirk I., Ruchika S. Prakash, Michelle W. Voss, Laura Chaddock, Liang Hu, Katherine S. Morris, Siobhan M. White, Thomas R. Wójcicki, Edward McAuley, and Arthur F. Kramer, "Aerobic Fitness Is Associated with Hippocampal Volume in Elderly Humans," *Hippocampus* 19(10): 1030~1039 (2009).

14_ Holmes, Michelle D., Wendy Y. Chen, Diane Feskanich, Candyce H. Kroenke, and Graham A. Colditz, "Physical Activity and Survival After Breast Cancer Diagnosis," *JAMA* 293(20): 2479~2486 (2005).

15_ American Cancer Society, "Exercise Can Improve Breast Cancer Survival," www.aahf.info/sec_news/section/bc_survival_081105.htm.

16_ Giovannucci, Edward L., Yan Liu, Michael F. Leitzmann, Meir J. Stampfer, and Walter C. Willett, "A Prospective Study of Physical Activity and Incident and Fatal Prostate Cancer," *Archives of Internal Medicine* 165(9): 1005~1010 (2005).

17_ UniSci, "Diet, Exercise Slow Prostate Cancer as Much as 30Percent," www.unisci.com/stories/20013/0911013.htm.

18_Wright, Vonda J., and Brett C. Perricelli, "Age−Related Rates of Decline in Performance Among Elite Senior Athletes," *American Journal of Sports Medicine* 36(3): 443~450 (2008).

19_Kammerlander, Christian, M. Braito, Stephen Kates, Hans Christian Jeske, Tobias Roth et al., "The Epidemiology of Sports−Related Injuries in Older Adults: A Central European Epidemiologic Study" *Aging−Clinical and Experimental Research* 24(5): 448~454 (2012)

20_Wroblewski, Andrew P, Francesca Amati, Mark A. Amiley, Bret Goodpaster And Vonda Wright, "Chronic Exercise Preserves Lean Muscle Mass in Masteers Athletes," *Physian and Sports Medicine* 39(3) (2011)

라이트 박사의
마흔 이후의 피트니스

초판인쇄　　2018년 3월 5일
초판발행　　2018년 3월 12일

지은이　　　본다 라이트
옮긴이　　　이두영 이덕임
펴낸이　　　강성민
편집장　　　이은혜
편집　　　　박은아 곽우정 김지수 이은경
편집보조　　임채원 김민아
마케팅　　　이숙재 정현민 김도윤 오혜림 안남영
홍보　　　　김희숙 김상만 이천희

펴낸곳　　　(주)글항아리｜출판등록 2009년 1월 19일 제406－2009－000002호

주소　　　　10881 경기도 파주시 회동길 210
전자우편　　bookpot@hanmail.net
전화번호　　031－955－1936(편집부) 031－955－8891(마케팅)
팩스　　　　031－955－2557

ISBN　　　978－89－6735－506－7　 03510

에쎄는 (주)글항아리의 비소설 분야 브랜드입니다.

이 도서의 국립중앙도서관 출판예정도서목록(CIP)은 서지정보유통지원시스템 홈페이지(http://seoji.
nl.go.kr)와 국가자료공동목록시스템(http://www.nl.go.kr/kolisnet)에서 이용하실 수 있습니다. (CIP
제어번호 : CIP2018006391)

FITNESS AFTER

40